Ch.-J. FLEISCHMANN

MÉDECIN-CHIRURGIEN-DENTISTE

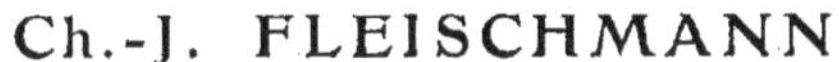

ÉTUDE CRITIQUE DE l'Obturation des Dents PAR LA PORCELAINE

Comparée aux autres méthodes d'obturation

Gutta-Percha, Ciments, Amalgames, Aurification.

LYON

LIBRAIRIE H. GEORG

36-38, Passage de l'Hôtel-Dieu

ÉTUDE CRITIQUE

DE

L'OBTURATION DES DENTS

PAR LA PORCELAINE

Comparée aux autres méthodes d'obturation
Gutta-Percha, Ciments, Amalgames, Aurification

DÉJA PARU

Sur l'Anesthésie en Chirurgie Dentaire (Quelques reflexions sur les mérites comparatifs de l'Analgésie et des Anesthésiques généraux de courte durée appliqués à la Chirurgie Dentaire.)

Lyon. — Imp. A. Rey et Cie, 4, rue Gentil. — 39214

Ch.-J. FLEISCHMANN
MÉDECIN-CHIRURGIEN-DENTISTE
EX-CHEF DE CLINIQUE DE L'ÉCOLE DENTAIRE DE GENÈVE

ÉTUDE CRITIQUE

DE

L'OBTURATION DES DENTS

PAR LA PORCELAINE

Comparée aux autres méthodes d'obturation
Gutta-Percha, Ciments, Amalgames, Aurification

LYON
LIBRAIRIE H. GEORG
36-38 PASSAGE DE L'HÔTEL-DIEU, 36-38

1905

INTRODUCTION

On peut discuter à l'infini sur les mérites comparatifs des porcelaines à basse ou à haute fusion, sur la valeur de tel ou tel four, qu'il soit électrique, à gaz ou à gazoline, nous n'en serons pas moins d'accord sur un point certainement, c'est que le système des obturations en porcelaine « **inlays** » tel que nous le connaissons actuellement, vient à son heure combler une lacune que nous avons tous constatée. Il n'y a pas bien longtemps, il nous semblait que les différents matériaux, tels que la gutta, les ciments, les amalgames et enfin l'or devaient prétendre nous contenter dans toutes les directions.

Comme nous le verrons plus loin, différents essais intéressants, mais peu satisfaisants, échelonnés sur quelques dizaines d'années avaient été faits pour trouver un procédé d'obturation qui n'eut pas, au point de vue esthétique, les inconvénients de l'or ou de l'amalgame, seuls produits offrant de réelles garanties de solidité et de durée.

Actuellement, malgré tous les progrès réalisés, les

« inlays » ne peuvent prétendre être en même temps la matière obturatrice idéale au point de vue esthétique, et idéale quant à la résistance et la durée.

Qu'il nous soit donc permis de discuter la valeur comparative des différents matériaux que nous avons sous la main pour la restauration des dents atteintes de carie, et nous insisterons ensuite sur les méthodes d'obturations appelées « porcelaines ».

Loin de nous l'idée de faire l'historique et le développement des corps qui ont servi ou qui servent à l'obturation dentaire en général; nous avons encore bien moins l'intention de faire un traité de dentisterie opératoire ; nous serons obligés cependant de dire quelques mots touchant nos produits favoris, c'est-à-dire la *gutta*, les *ciments*, les *amalgames* et l'*or*, pour en arriver à mettre en lumière tous les avantages attachés au système plus récent des « inlays » et ses inconvénients.

Nous allons donc passer en revue les différents procédés d'obturation qui sont dans notre cabinet d'une pratique courante. Notre travail n'ayant pour but que d'exposer ce que nous avons pu apprendre dans le courant d'une pratique déjà un peu longue et d'offrir à la discussion ce qui, dans notre manière de voir, peut être blâmable, nous écarterons du cadre de ces lignes tout ce qui pourrait leur donner l'allure d'un traité d'obturation. Nous n'entrerons dans aucun détail touchant le traitement des dents, l'instrumentation nécessaire à la préparation des cavités ou la technique si minutieuse des différents temps de l'aurification. La littérature nous permettant de nous instruire dans ce sens est copieuse. Nous ne citerons que pour mémoire les ouvrages suivants dans lesquels on pourra puiser abondamment :

L'*American System of Dentistry*, édité par W. F. Litch.

Principes et technique de l'obturation des dents, par le Dr C. N. Johnson.

Traité sur la carie dentaire, de Rédier, de Lille.

Traité sur la carie dentaire, de notre regretté Th. Dubois.

Handbuch der Zahnheilkunde, de Scheff, de Vienne.

Nous n'aurons pas la même réserve pour les chapitres concernant les porcelaines, car ce sujet a été traité moins largement en France qu'en Angleterre, en Allemagne et aux États-Unis.

Nous nous faisons un devoir de remercier les aimables et distingués confrères qui, par leurs conseils, leur expérience, et leurs publications nous ont aidés à affermir notre opinion sur les travaux de la porcelaine et nous exprimons tout particulièrement notre gratitude à nos amis :

Le Dr Jenkins, de Dresde.

Le Dr Mamelock, de Berlin.

Le Dr Alb. Bardet, de Genève, qui, au début de nos expériences sur les inlays nous ont si largement accordé l'hospitalité dans leurs laboratoires et ne nous ont ménagé ni leurs conseils, ni les intéressantes démonstrations.

INDEX

Géo. Evans, *Dental Cosmos*, 1899.
— — — 1900-1901.
W. Sachs, *Corrèspondenz Blatt für Zahnärtze*, 1901.
Siffre, *Revue odontologique*, 1899.
Richard Chauvin, *les Obturations en porcelaine.*
Körbitz, Berlin.
W. Brück, Breslau [1].
H. L. Wheeler, *Dental Cosmos.*
W. L. Ellerbeck, *Dental Cosmos*, 1903.
J. O. Wells, *Dental Cosmos,* 1904.
E. A. Bogue, *Dental Cosmos*, 1904.
A. E. Peck, *Mineapolis*, 1903.
E. J. Eisen, *Dental Cosmos*, 1904
P. Guye, *Porcelain Inlays (Dental Review)*, 1904.
R. Brewster, *Dental Cosmos*, 1904.

[1] Nous avons puisé beaucoup de renseignements dans le petit ouvrage de W. Brück : *The filling of teeth with Porcelain.*

DE QUELQUES

PROCÉDÉS D'OBTURATION

CHAPITRE PREMIER

LA GUTTA-PERCHA

La gutta a pour nous deux emplois bien distincts.

Mélangée dans certaines proportions avec l'oxyde de zinc, nous la trouvons chez nos fournisseurs sous des noms différents et sous des formes différentes, en bâtonnets, en losanges, en plaques, etc. Dans cet état, quand la proportion d'oxyde de zinc entrant dans le mélange est suffisamment élevée, cette gutta, même chauffée légèrement, devient très plastique et maniable, à tel point que tous nous la substituons volontiers et depuis longtemps aux cotons sandaraqués par exemple, destinés à recouvrir et protéger les pansements.

C'est également sous cette forme qu'elle nous rend les plus grands services pour les obturations provisoires, obturations des canaux radiculaires, fixation temporaire des dents à pivots, couronnes en porcelaine, de Logan, etc., ou enfin pour garnir le fond des cavités destinées à être obturées avec de l'amalgame ou à recevoir un *inlay*.

Sous une autre forme, c'est-à-dire presque pure ou contenant une faible proportion d'oxyde de zinc ou d'autres matières étrangères, nous la réservons pour des obturations définitives. Ce serait une grande erreur de croire que l'on ne peut pas prétendre faire des obturations rigoureusement sérieuses avec ce produit. Il est des cas multiples dans notre pratique où la gutta bien employée nous donnera le maximum de bons résultats. Nous avons observé souvent des travaux faits avec de la simple gutta, *base plate rubber*, obturations datant de dix ans et auxquelles on ne pouvait rien reprocher. Ajoutons de suite que ce sont les larges caries du collet pénétrant sous la gencive, plutôt que les faces triturantes ou autres, qui sont indiquées pour ce genre de travail. Il y aura donc souvent avantage à choisir ce matériel pour l'obturation des grandes cavités interstitielles, distales et même approximales du collet des dents, et cela surtout dans les cas où la fragilité des parois, l'ébranlement de la dent ou un état inflammatoire chronique de la membrane péri-cémentaire ne permettent pas l'emploi des amalgames ou de l'or. Nous ne parlons pas des ciments quels qu'ils soient, qui, dans ce groupe de cavités, près de la gencive, n'ont qu'une durée très éphémère. Nous verrons par contre plus loin que les porcelaines, elles, sont tout indiquées.

Une obturation à la gutta destinée à être permanente n'est pas toujours facile à mener à bien, car les produits de ce nom et pouvant prétendre séjourner des années dans la bouche, sont encore assez difficiles à manier. On trouve chez les fournisseurs une gutta en feuilles, de la grandeur des feuilles S. P. ou I. X., qui remplit absolument ce but. Il existe une demi-douzaine d'outillages, d'installations plus ou moins compliqués, destinés à ramollir la gutta, car il est entendu qu'il ne faut pas chauffer le produit directement à la flamme, ce qui risque de lui faire perdre ses précieuses qualités. Exception peut être faite pour les gutta très fusibles destinées à de simples pansements. Une feuille de mica ou une assiette de porcelaine tenus sur une flamme seront très suffisantes pour amener le ramollissement nécessaire, sans brûler le produit.

Pour une obturation permanente, on prendra la quantité voulue de gutta pour remplir la cavité qui nous intéresse; nous disons quantité suffisante, plutôt plus que moins, car c'est toujours une mauvaise manœuvre que de rajouter. La cavité n'a pas besoin de points de rétention, mais ne doit cependant pas être trop plate. L'adhérence de la gutta, si la cavité est bien sèche, est suffisante pour la fixer fortement aux parois, mais une bonne précaution, c'est de badigeonner les parois bien séchées avec une solution de chloro-percha ou, ce qui est mieux, avec de l'essence de cajeput. Pour les dents non dévitalisées, ne pas introduire la gutta trop chaude pour éviter au patient une réaction souvent fort douloureuse. Pour terminer l'opération, enlever l'excédent de la gutta avec une spatule suffisamment chauffée, car cette gutta est filandreuse, colle aux instruments et, en voulant détacher les bavures, on s'expose facilement à entraîner toute l'obturation.

La forme définitive et parfaite adhérence aux contours de la cavité s'obtiendront en passant le plat de la spatule chaude sur toute la surface de la gutta et en faisant partir ce mouvement du centre de l'obturation pour se diriger vers la périphérie.

Avec ces précautions et dans les cavités indiquées ne demandant pas de reconstruction et ne devant pas supporter des efforts de la mastication, la gutta donnera des résultats aussi bons et souvent meilleurs que d'autres matières d'obturation. Elle offre en outre les avantages incontestables suivants :

De ne pas être irritante dans le voisinage de la pulpe ; d'adhérer fortement et exactement aux parois ; de ne pas changer de forme, c'est-à-dire qu'elle ne subit ni retrait, ni contraction, ni expansion, ne se désagrège pas comme le ciment au niveau de la gencive et, finalement, peut être enlevée facilement si la dent intéressée devait réactionner douloureusement pour une raison quelconque.

CHAPITRE II

LES CIMENTS

Les ciments sont bien loin d'être le matériel parfait pour nos opérations, mais vu la facilité relative de leur manipulation, ils ont encore et malheureusement la confiance exclusive de trop nombreux praticiens.

A les discuter sans passion, que voyons-nous?

Avantages. — Leur teinte se rapproche sensiblement, mais au début seulement de celle des dents.

Plasticité suffisante, adhérence parfaite, faible conductibilité et, nous insistons, manipulation facile car, même dans des mains inexpérimentées ou paresseuses, les ciments peuvent prétendre rendre de réels services, en protégeant la dent pour peu de temps il est vrai, mais efficacement en tous cas.

Ils s'usent très rapidement c'est vrai, mais pendant leur durée éphémère, ils forment obturation dans le sens le plus exact du mot, et s'opposent donc absolument à la continuation de la carie par infiltration ultérieure, entre les parois de la cavité et l'obturation.

Pour être impartial, ajoutons que c'est en général le mode de traitement qui contrarie le moins les malades, c'est-à-dire qui les fait le moins souffrir et qui met le moins leur patience à l'épreuve. Pour toutes ces raisons le ciment aura longtemps encore de chauds partisans.

Les ciments nous intéressent par contre tout particulièrement pour fixer les dents à pivot, couronnes en porcelaine, en or, Bridges, etc..., pour garnir le fond des grandes cavités destinées à être aurifiées, et surtout pour fixer les *inlays* ou porcelaines.

Dans ce dernier ordre d'idée, ils nous rendent des services inapréciables.

Défauts. — Les ciments résistent mal aux actions mécaniques et sont très instables vis-à-vis des actions chimiques. Le second inconvénient est d'autant plus grave que nous n'avons aucun contrôle ; ces produits se comportent de la façon la plus fantaisiste selon les bouches et selon les cavités.

Il est entendu qu'ils résistent mal aux efforts de la mastication, mais il en est de même pour les cavités les moins exposées, au collet par exemple, au niveau de la gencive ; le voisinage de la gencive du reste leur est funeste. Certaines obturations faites avec du ciment dureront six ans quelquefois et d'autres qui auront été entourées de tous nos soins, sous la digue, avec le temps suffisant pour une prise parfaite, seront lavées au bout d'un mois à peine, avec des bords d'émail à vif, sans protection.

Par contre, il vous sera arrivé comme à nous en voulant enlever un vieux ciment ayant quelques années d'existence, d'avoir de la difficulté, d'émousser presque des fraises pour arriver à notre but.

Ces produits doivent évidemment se transformer défavorablement pour de multiples raisons.

Les liquides et les poudres doivent déjà subir des changements inquiétants, dans les flacons débouchés et, une fois mis en place, le ciment doit se comporter dans certaines bouches bien mieux que dans d'autres. Nous savons qu'en principe les ciments résistent moins dans les bouches des jeunes sujets que chez des patients plus âgés.

Une analyse sérieuse de la salive et des fluides buccaux en général, appuyée par une statistique bien contrôlée, nous donnerait certainement une explication suffisante de cette instabilité. Nous pensons en outre que les produits qui nous sont livrés sont peu stables, irréguliers dans leur fabrication.

Quoi qu'il en soit, certains opérateurs abusent tellement de ce genre d'obturation qu'ils en mettent partout sans exception. Avouons que c'est la mauvaise éducation dentaire de la clientèle qui nous a obligé et nous oblige encore quelquefois malgré nous à nous servir mal à propos de ce matériel déplorable.

« Il ne faut pas que cela se voie » nous dit-on et nos patients ne veulent pas toujours comprendre qu'une aurification bien faite sauve une dent pour douze ou quinze ans et même davantage, tandis que les ciments sont toujours à refaire. Leur aspect honorable n'est que très passager et, ne serait-ce qu'au point de vue esthétique, ils demandent à être renouvelés. Certains opérateurs et non des moindres comme renommée en tous cas, en sont arrivés à persuader leurs malades, que le ciment, l'émail, l'ivorine l'os artificiel, la perle dentaire ! sont le superlatif de l'art dentaire, mais que ce produit merveilleux demande à être renouvelé tous les six mois ! Vous voyez d'ici ce qu'il peut rester d'une incisive primitivement atteinte d'une petite carie interstitielle, que son propriétaire remet bénévolement en traitement si souvent.

Les ciments primitifs au chlorure de zinc ont été abandonnés pour faire place aux composés appelés : pyrophosphates de zinc. Il en existe beaucoup de médiocres et peu de relativement bons.

Tous demandent à être mis en place à l'abri de la salive, donc sous la digue quand c'est possible. Nous ne parlerons pas de la technique attachée à ce travail, nous la supposons connue. Tout au plus rappellerons-nous que ces produits pour avoir quelque chance de durée doivent être pétris, travaillés consciencieusement sur la plaque de verre. Ce n'est que lorsqu'il est à l'état de pâte épaisse, mais encore plastique et adhérent, qu'il doit être introduit dans la cavité et, une fois là, le ciment doit être foulé avec soin en se servant des instruments que nous connaissons, fouloirs, spatules, brunissoirs d'agathe, etc...

Il est certain que le liquide et la poudre doivent se mélanger selon une formule définie, pour qu'une fois la prise effectuée, le nouveau produit soit doté du maximum de résistance dont il est susceptible ; il faut donc éviter absolument si la portion de pâte préparée en vue d'une obturation semblait insuffisante, de rajouter du liquide et de la poudre après coup.

Depuis quelque temps un nouveau produit a vu le jour, le ciment Ascher. Ce nouveau ciment nous vient d'Allemagne, mais il a déjà des concurrents de droite et de gauche. Le liquide est, croyons-nous, de l'acide phosphorique et dans la poudre il doit entrer du verre pulvérisé à l'état farineux, impalpable — c'est une supposition que nous formulons. Il est incontestable que ce ciment Ascher n'a pas les défauts d'opacité de ses frères aînés. La tournure des obturations faites avec ce nouveau produit, est très engageante, car, avec un peu de soin on obtient des travaux dont la teinte se confond absolument avec celle de la dent. Son emploi, croyons-nous, est réservé pour les cavités qui n'ont à supporter aucun choc; les reconstructions sont interdites car il est loin de supporter les pressions mécaniques des autres ciments ; il est très cassant. L'avenir nous dira comment il se comporte vis-à-vis des actions chimiques.

Les cavités doivent être préparées avec beaucoup de soin et dans l'ordre d'idées de celles destinées à retenir l'or. Le ciment Ascher, tout en s'adaptant exactement aux parois dentaires, aux contours, ne s'y colle pas ; il faut donc que le ciment soit retenu par une rainure, ou un dispositif rendant l'ouverture de la cavité plus étroite que sa base. Ce nouveau composé demande pour sa manipulation l'observation stricte de certains soins. Absence de salive, sécheresse absolue, c'est-à-dire qu'il faut mettre la digue, car le plus léger suintement dans le voisinage seulement du ciment en question rend la fin du travail illusoire. La pâte que l'on travaille sur la plaque de verre avec une spatule en os ou en corne, doit être faite très soigneusement en ajoutant petit à petit de la poudre au liquide. Lorsqu'elle est devenue suffisamment épaisse, on l'introduit dans la cavité en la foulant avec soin et, pour terminer l'opération pour la formation des contours, on se servira d'une autre spatule un peu rigide, légèrement enduite de vaseline, car le produit adhère fortement aux instruments. Il faut bien se garder de terminer l'opération, c'est-à-dire l'adhérence parfaite aux contours, par des mouvements de frottage ou de glissement comme pour les amalgames par exemple, mais bien par un mouvement de compression avec le plat de la spatule vaselinée.

Nous employons ce nouveau ciment depuis un an et nous avouons que l'aspect dans la bouche est des plus engageants, mais nous demandons une plus longue expérience pour affermir notre opinion. Il est certain que dans quelques cavités nous l'avons vu résister beaucoup mieux que n'auraient résisté les ciments dont nous nous servons d'habitude; par contre, il est plus faible vis-à-vis des actions mécaniques. Les angles, les reconstructions et, en général, toutes parties sans protection, s'effritent rapidement.

Le temps nous dira si ces nouveaux produits ont un avantage réel quant à leur durée, sur les anciens ciments — au point de vue esthétique, ils leur sont très supérieurs sans discussion. Quant à remplacer les porcelaines et nous éviter leur technique un peu compliquée, il ne faut même pas y songer [1].

[1] Il est fort possible que ces nouveaux ciments au silicate subissent d'ici peu une amélioration dans leur fabrication tendant à les rendre moins cassants; il est évident que dans ce cas ils pourront être employés dans les restaurations de contours et nous n'aurions qu'à nous féliciter de pouvoir généraliser leur emploi.

CHAPITRE III

LES AMALGAMES

Les amalgames ont, pour le dentiste, l'immense avantage de se prêter à l'obturation de toutes les cavités en général ; ils peuvent être insérés dans les cavités les plus inaccessibles, et la présence de la salive n'est pas un obstacle à leur bonne réussite. Nous pouvons ajouter que si leur tendance à se déformer, à quitter les parois de la cavité et leur grande conductibilité thermique n'étaient pas souvent une source d'ennuis ou d'insuccès et si surtout la teinte déplorable qu'ils prennent dans la bouche ou qu'ils donnent aux dents par transparence ou par imprégnation même de la dentine n'était pas si répréhensible, ces corps seraient pour le dentiste le matériel d'obturation par excellence.

Non seulement cette décoloration de la dentine dans le voisinage de certains amalgames est discutable au point de vue esthétique, mais elle trompe quelquefois notre confiance. En présence d'une aurification par exemple ou d'une porcelaine, cette teinte grisâtre ou bleuâtre que nous observons quelquefois dans le voisinage des bords de la cavité obturée, nous laisse immédiatement supposer que l'obturation ne remplit plus son but, c'est-à-dire qu'une fissure même imperceptible à la sonde s'est produite, et que le travail de la carie se poursuit sournoisement sous l'obturation.

Avec les amalgames nous sommes en droit d'hésiter et d'expliquer cette coloration douteuse par les raisons que nous donnions ci-dessus, au lieu de l'attribuer immédiatement à la présence de la carie, et cette hésitation dans le diagnostic que nous avons tous certainement observée peut être préjudiciable à la dent intéressée.

Les amalgames ont été tour à tour prônés, honnis, puis de nouveau acceptés avec enthousiasme. Les Américains ont été les plus longs à les adopter, peut-être parce que si nous ne nous trompons, la découverte ne s'est pas faite chez eux, mais en France.

Actuellement, et à juste titre, ils ont conquis leur place au soleil, place très honorable et qu'ils conserveront malgré l'ostracisme dont ils souffrent de la part de nos confrères du nouveau monde.

Les défauts reconnus aux amalgames proviennent beaucoup de ce que l'on ne se persuade pas assez qu'il ne suffit pas de faire une boulette avec une limaille quelconque mélangée de mercure et placer le tout dans une cavité, ceci ne s'appelle pas forcément faire un amalgame. Ce travail, au contraire, doit être entouré de soins minutieux, c'est-à-dire d'abord une cavité préparée selon certaines lois, des parois résistantes, pas d'exagération dans les points de rétention ou raînures. Puisque nous parlons de préparation de cavité, nous nous croyons obligés d'attirer l'attention sur la fâcheuse tendance qu'ont beaucoup d'opérateurs à vouloir conserver à tout prix trop de substance dentaire et ceci aux dépens de la solidité et de la netteté des bords d'émail.

On aura toujours avantage que ce soit pour le traitement même de la dent malade, ou que ce soit dans l'intérêt de l'obturation proprement dite, à se faire de la place, c'est-à-dire suprimer sans remords tout ce qui est douteux, fragile, de façon à donner une base solide, franche à son travail. La conservation irraisonnée, pour des motifs esthétiques ou autres, de parties d'émail minces et n'offrant pas des points d'appui suffisants, et de sérieuses garanties de durée, ou nous obligeant à faire de l'acrobatie pour mener à bien une aurification ou tout autre travail, cette manière de faire sera toujours menacée d'un insuccès plus ou moins grand. Ce n'est donc rien que de supprimer, si ce qui remplacera offre plus de garantie de solidité. Il ne faut pas pour cela tomber dans l'excès contraire, il y a un juste milieu. Ne perdons jamais de vue que la préparation raisonnée et irréprochable des cavités dentaires, est la clef de voûte de tous les travaux d'obturation.

La cavité prête, lavée avec une solution alcoolique et antiseptique, l'amalgame, à la confection duquel nous aurons mis tout le soin voulu, sera introduit dans la cavité et foulé consciencieusement à l'aide des instruments que nous connaissons.

Nous disons foulé et non pas mis *au petit bonheur* mais tassé partout. Les bords, contours seront très soigneusement terminés. D'après Black, une autorité en matière d'amalgames, il faut bien se garder de trop presser l'amalgame dans le courant du travail, c'est-à-dire d'essayer d'en exprimer, d'en chasser l'excédent du mercure. Cette manœuvre qui est cependant généralement admise et conseillée, ne donne comme résultat que d'amener petit à petit le mercure des couches profondes de l'obturation à la surface de cette dernière, ce qui entraîne, on le comprend aisément des variations dans l'homogénéité de la prise de l'amagalme des différentes couches. Pour que l'obturation soit mathématiquement homogène dans toute son épaisseur et fasse bloc, il ne faut pas que les couches profondes contiennent plus de mercure que les couches superficielles et *vice versa*. Nous devons obtenir là ce que nous cherchons dans l'aurification, c'est-à-dire une condensation uniforme, dans toute l'épaisseur de l'obturation. Quand après quelques heures, la prise de l'amalgame sera complète, on procèdera au polissage, comme pour une aurification.

Si, au bout de quelques mois ou moins, malgré les précautions que nous venons d'énumérer, nous avons des obturations douteuses, c'est que nous aurons négligé certains points que nous allons développer.

Un grand sujet d'erreurs, c'est la tendance que nous avons tous, à changer trop souvent de produits; sur la foi de prospectus ou sur les conseils de nos fournisseurs ou de nos confrères, nous abandonnons quelquefois une formule qui peut être très bonne, car depuis vingt ans il existe une demi-douzaine au moins d'excellents amalgames, et cela pour en essayer une nouvelle que nous ne connaissons pas. Cette mauvaise habitude fait que nous manquons de point de comparaison pour l'étude de nos amalgames, car il faut des années, et des observations multipliées, contrôlées, pour juger avec quelque raison de la valeur de tel ou tel produit.

Tous les amalgames changent de couleur dans la bouche, même ceux qui contiennent ou sont supposés contenir de l'or ou du platine. La petite quantité d'or contenue dans certaines limailles que nous avons expérimentées, n'empêche pas ledit amalgame de devenir noir au bout d'un certain temps.

L'argent forme avec l'étain le fond de tous les amalgames ; c'est la présence du premier de ces métaux surtout, qui amène la vilaine coloration, par oxydation et sulfuration. Nous avons sous les yeux une table d'une centaine de formules d'amalgames environ et nous constatons que l'argent rentre dans presque toutes les limailles pour une quantité variant de 40 à 50 pour 100 et l'étain pour 50 et 60 pour 100, sauf pour trois formules de Flagg où la proportion est inverse.

D'après Thomas Fletcher, la présence d'une petite quantité de platine active la prise, le durcissement de la masse et empêcherait, selon lui, le changement de forme, c'est-à-dire la contraction de la masse pendant le durcissement. L'addition d'or pur en quantité variant de 5 à 8 pour 100 et, sans la présence de platine, donne avec l'étain et l'argent un amalgame durcissant rapidement et se contractant peu ou pas du tout. D'après Bonwill, qu'il faut toujours citer, ainsi que Black, la présence d'une quantité d'or supérieure à 7 ou 8 pour 100, serait nuisible au mélange. En tous cas, la présence d'or, de platine ou de zinc, si elle n'empêche pas totalement la décoloration des amalgames, la modère certainement. Cette addition d'or pur à une limaille composée d'argent et d'étain est limitée à une proportion très exacte qui, si elle est dépassée empêche simplement le durcissement complet de la masse, ou bien ce durcissement se fera très lentement. Pour nous résumer, disons que la présence d'une trop grande quantité d'or s'oppose à la combinaison parfaite du mercure et des autres métaux en présence, donc amalgamation imparfaite, défectueuse.

La quantité de mercure nécessaire à l'amalgamation des différents alliages varie beaucoup, mais cette quantité est certainement définie, quoique inconnue mathématiquement, c'est-à-dire fixe pour chaque formule.

Ainsi les limailles contenant du palladium demandent jusqu'à 75 et 80 pour 100 de mercure. Celles au cuivre n'en réclament que 60 à 65 pour 100, et enfin les alliages d'argent et d'étain en demandent encore moins. Les formules dans lesquelles rentrent de l'or ou du platine nécessitent plus de mercure que celles qui ne contiennent que de l'argent et de l'étain.

Les amalgames de cuivre eux, ne se contentent pas de s'altérer, ils deviennent complètement noirs, la dent elle-même s'imprègne et change parfois totalement de couleur, devient bleue. Nous ne pensons pas que les qualités antiseptiques de ce produit, si souvent mises en avant pour en justifier l'emploi soient suffisamment établies et nécessaires pour passer sur le défaut que nous connaissons. Voici quelques formules qui ont fait leurs preuves et nous ne pouvons que répéter ce que nous disions plus haut, c'est qu'après avoir adopté une formule nous donnant satisfaction, il faut s'y tenir. Ce n'est qu'à la longue que l'on pourra se rendre compte des avantages de tel ou tel alliage ou de ses défauts et que l'on pourra perfectionner sa technique ou le tour de main attaché à chaque produit.

	Argent	Étain	Or	Platine	Zinc	Cuivre
Arrington	42 1/2	57 1/2	»	»	»	»
Crown gold Alloy . .	47	52	1	»	»	»
Fletcher gold Alloy . .	40	56	4	»	»	»
Flagg Submarine . .	60	35	»	»	»	5
Contour Alloy Flagg .	56	38	4	1	»	»
Errig's	45	55	2 1/2	2 1/2	»	»
Brücker.	42	50	4	2	traces	»
Black	25 1/2	68 1/2	1	»	5	»

Dans quels cas faudra-t-il donner la préférence aux amalgames?

Sauf des cas spéciaux, exceptionnels, ils devront être proscrits des cavités intéressant les incisives, centrales et latérales, car dans ce groupe de dents, même si l'obturation elle-même n'est pas très visible, sa présence se révèle par simple transparence de l'émail ou par infiltration des tissus dentaires. Nous trouvons déplorable cette pratique qui consiste à placer, sous prétexte de travail facile et durable, une demi-douzaine de plombages dans les incisives par exemple, car le patient n'aura certainement pas lieu de se réjouir en contemplant après quelques mois les bouchons charbonneux qui lui tiennent lieu d'obturations.

Nous ne ferons pas les mêmes restrictions pour ce qui est de certaines grandes ou petites cavités intéressant des dents déchaussées et où l'état général de la bouche, la coloration spéciale des dents nous autorisent à être moins sévère au point de vue esthétique. Nous serons même exceptionnellement obligés d'avoir recours à l'amalgame pour fermer des cavités très en vue dans le groupe des incisives par exemple, et cela parce que notre patient, pour des raisons quelconques, ne pourra de longtemps avoir recours de nouveau à nos soins, ou bien parce que sa position de fortune s'oppose à ce qu'il nous demande des aurifications; la question des honoraires vient malheureusement se mettre souvent en travers de nos meilleures intentions.

L'emploi de l'amalgame est contre-indiqué dans les dents à parois faibles, friables, dans les dents dont la dentine est d'un coefficient de densité très bas. Nous savons tous que certaines dentitions ne gardent rien; la résistance des tissus est si faible que nos travaux les plus consciencieux sont à refaire au bout de très peu de temps. Ce n'est que plus tard, à un âge plus avancé de notre patient, que nous constaterons un changement heureux dans les tissus dentaires et à nous donc de choisir le moment opportun pour lui faire des travaux résistants, sous forme d'amalgames ou d'aurification. En attendant, c'est là que les ciments, les gutta, sont indiqués avant de faire mieux.

Les amalgames nous rendent, par contre, les plus grands services pour l'obturation de toutes les cavités pas trop en vue ou cachées, et partout où la résistance des tissus nous autorise à ne pas craindre une récidive dans la carie.

Théoriquement, une aurification bien conduite, si la résistance des parois et la densité des tissus est la même, bref, toutes comparaisons gardées, une aurification sera toujours supérieure à un amalgame, car nous savons que la durée, la forme que ce dernier gardera, ne dépendent pas entièrement et seulement de l'habileté de l'opérateur. Les transformations intimes qui se produisent à courte ou longue échéance, c'est-à-dire, contraction ou expansion, ne sont pas dépendantes de notre volonté.

Tout en admettant que ce mode d'obturation demande la même attention et la même minutie que les aurifications, nous pouvons tout de même avancer qu'il rende de réels services, même avec une technique moyenne, ce qui n'est pas le cas pour les aurifications.

A l'aide de pivots, matrices, etc., nous pouvons, avec ce matériel, rétablir des contours entiers, voire des couronnes complètes ; certains de nos confrères se sont fait une spécialité brillante dans ce dernier ordre d'idées.

La conclusion est que les amalgames sont pour nous d'une ressource illimitée, car si nous affirmions plus haut qu'en théorie, lorsque la solidité des bords d'émail le permet, l'aurification est et sera toujours le travail qui nous donnera le plus de satisfaction au point de vue de la durée, il ne faut pas perdre de vue que ces grandes qualités ne peuvent pas toujours être appliquées dans la pratique, soit que la position de fortune de nos patients ne nous autorise pas à faire un travail long et coûteux, soit que l'énergie et la patience de nos malades ne soient pas toujours suffisantes pour supporter des séances d'une heure ou deux, et même davantage, dans le fauteuil d'opérations, soit enfin que nous-même nous ne soyons pas toujours dans la possibilité de nous atteler à un travail aussi pénible et long pour les multiples raisons, très honnêtes, du reste : inexpérience, manque de temps, fatigue occasionnée par les soins que demande une grande clientèle. Mais quand nous faisons des amalgames, n'oublions pas que ce roturier de l'art dentaire est capable de nous payer largement de retour si nous savons l'entourer des soins qui lui reviennent.

CHAPITRE IV

LES AURIFICATIONS

Nous ne voulons certes pas rappeler, ne serait-ce que pour mémoire, tous les systèmes d'aurification employés depuis quarante ou cinquante ans et nous n'avons pas non plus l'intention d'imposer une idée personnelle sur tel ou tel système. Nous voudrions seulement faire dégager de ces lignes quelques idées philosophiques sur ce mode d'obturation, sur l'importance de son application, sur ses avantages et ses inconvénients.

Les traités, travaux, mémoires sur l'aurification, fourmillent, et nous ne commettrons pas l'imprudence de vouloir faire nôtres des opinions émises bien avant nous, mais il est permis à tout ouvrier de bonne foi de rappeler ce qu'il a vu, lu ou entendu, pour en dégager des idées générales et profitables à la masse.

Il n'y a pas à proprement parler de systèmes d'aurification meilleurs que tous les autres ; que cela soit avec l'or mou, avec l'or cohésif ou avec l'or en éponge, il est possible d'obtenir un travail irréprochable quelle que soit la méthode employée : pression manuelle, c'est-à-dire avec les fouloirs à main, maillet automatique, maillet à main, électrique, ou par rotation, ou tous ces moyens combinés, l'or se prêtant admirablement à une technique des plus diverses, et tous ces moyens peuvent prétendre faire très bien, mais ce qu'il faut absolument, c'est un entraînement sérieux, une connaissance parfaite des lois fondamentales qui régissent la préparation des cavités d'abord et le travail de l'or ensuite. Un amalgame ou un ciment peuvent, à la rigueur supporter, non pas une technique médiocre, mais moyenne, tandis que l'aurification ne supporte absolument pas l'à-peu près pour qu'elle rende les services que nous sommes en droit d'attendre d'elle. Aussi restons-nous un peu sceptiques devant certaines démonstrations qui tendent à nous persuader que tel système, par exemple, est évidemment le meilleur parce que l'opérateur démontrant, doué d'une certaine habileté, nous fera assister à la condensation soi-disant parfaite de tel ou tel or, dans une cavité très simple, de face triturante de grosse molaire, par exemple, et tout cela en cinq ou six minutes et demie. Cela ne prouve absolument rien. Nous ne nous inclinons pas davantage devant les expériences sur le papier qui voudraient nous faire admettre que seul l'or mou est bon, ou que seuls tels fouloirs à manches plus ou moins bizarres sont bons, ou que telle manière de procéder est la seule à nous contenter.

Une chose est indiscutable, c'est que nous connaissons des aurifications qui ont trente ou quarante ans de date et qu'elles sont la preuve assurément des hautes qualités du matériel employé et de l'habilité de l'opérateur.

Il est possible d'obturer certaines cavités à l'or mou, mais il en est d'autres qui réclament l'or cohésif. Le vieux procédé de condensation avec le maillet à main, au dire de tous les aurificateurs expérimentés, reste le meilleur, et cependant nous affirmons qu'avec les derniers ors spongieux il est également possible de faire très bien, c'est dire qu'il ne faut pas être exclusif.

Théoriquement, l'or est la seule matière d'obturation qui vraiment, dans le sens large du mot, puisse prétendre à une durée indéfinie dans la bouche. Adaptation parfaite aux parois, inaltérable par les fluides buccaux ne se contractant pas, ne se dilatant pas, ne changeant pas de couleur, c'est le matériel idéal. Voici pour ses avantages ; quant au revers de la médaille, on peut lui reprocher la facilité avec laquelle il transmet les variations thermiques ; sa couleur, qui est discutée au point de vue esthétique, et, enfin, la source de fatigue et la dépense de temps attachés à sa manipulation consciencieuse, ceci aussi bien pour le patient que pour l'opérateur.

Nos confrères américains, et en cela puissamment aidés par le bon sens de leur clientèle, ont depuis longtemps relégué au second plan les inconvénients de second ordre que nous venons de signaler, c'est-à-dire sa couleur et la source de fatigue pour les intéressés, estimant avec raison que l'on doit avant tout chercher à faire œuvre solide et durable. Dans notre bonne vieille France, où nous sommes moins pratiques, nous ne raisonnons pas toujours ainsi, et l'éducation de la clientèle a été longue à faire si elle est faite, pour arriver à faire comprendre qu'il était préférable d'obturer une dent pour une période de quinze à vingt ans, pour ne pas dire plus, plutôt que de faire métier de cimenteur. Mais l'or se voit, cela peut être confondu avec les crochets d'un appareil de prothèse et, pour le placer, il faut quelquefois rester plus de dix minutes la bouche ouverte avec la digue qui empêche de respirer! Nous connaissons tous cette façon de raisonner. Pour être juste, avouons que depuis quelques années les malades semblent s'être faits une opinion plus éclairée sur la question, ils commencent d'eux-mêmes à réclamer ce mode d'obturation.

La technique de la préparation des cavités, cette partie essentielle qui est la base de l'obturation, l'instrumentation, les différents systèmes d'aurification, les soins à donner à l'or, bref, tout le détail de la condensation, du finissage, polissage, tout cela a fait l'objet de travaux longs et brillants. Nous ne pouvons mieux faire que de recommander l'étude de ce qui a été fait de mieux, de classique dans ce sens et dans tous les domaines de l'art dentaire, *the American System of Dentistry* de M. J. Litch. Il n'existe malheureusement pas, croyons-nous, de traduction de ce monument littéraire, et c'est dommage.

Quitte à nous répéter, nous croyons qu'il est possible d'obtenir des résultats aussi bons, avec des ors très différents, à condition qu'ils soient purs, et avec des méthodes diverses, mais nous voulons dégager ce raisonnement de tout malentendu.

Une erreur a été commise certainement il y a quelques années lorsqu'apparurent des ors nouveaux, en éponge, fibreux, ors en mousse, etc... Appelons-les comme vous voudrez, il y en a près d'une douzaine. Pour imposer ces nouveaux produits à la profession, pour en faire un article de vente, on a malheureusement trop laissé espérer que leur manipulation était facile et que leurs grandes qualités de cohésion, d'adhérence aux parois pouvaient nous dispenser des soins et de la technique minutieuse que demande l'aurification en général. Nous estimons que cette façon un peu légère de présenter ces nouveaux produits leur a fait du tort, et cela a été la cause de nombreux déboires pour beaucoup de nos confrères.

Tout le monde s'étant subitement révélé aurificateur, il n'a pas fallu longtemps pour déchanter, car les travaux effectués dans ces conditions avec des ors en éponge par des mains inhabiles, quoique pleines de bonne volonté, furent un vrai désastre. Les aurifications défectueuses faites dans cet ordre d'idées par des opérateurs ignorant les premiers principes de l'aurification furent certainement la cause de la défaveur attachée à ces produits. Il fut facile de constater que la technique attachée à ces ors pour en retirer le maximum de bons résultats demandait exactement les mêmes soins, le même entraînement que l'or en feuille, et qu'aussitôt qu'on se fiait trop à leur qualité trompeuse de facile condensation, nous courrions au-devant d'un échec. Nous avons longuement et souvent discuté les bonnes propriétés que nous reconnaissons à certains de ces ors, pas tous, avec des confrères absolument rompus au travail de l'aurification, et nous les avons presque toujours trouvés hostiles à notre manière de voir, et nous nous expliquons fort bien leur hésitation. Ces aurificateurs travaillant et employant l'or en feuille depuis quinze ou vingt ans, et obtenant avec les ors américains, que ce soit le « William », le Globe, l'Abbey, etc..., le maximum de bons résultats que l'on puisse obtenir de ce métal, et cela grâce à leur entraînement, sans dépenser beaucoup plus d'ingéniosité ou de temps qu'avec les ors spongieux, ces praticiens estimaient avec raison qu'ils pouvaient se passer d'essayer ces ors nouveaux, qui, à en juger par les nombreux travaux défectueux, édifiés par des mains inexpérimentées, c'est possible, ne pouvaient que leur faire regretter leur matériel favori. C'est qu'en effet beaucoup trop de nos jeunes confrères, qui perdraient deux heures et leur latin pour faire tenir de l'or en feuille dans une cavité un peu difficile, se révélaient subitement aurificateurs parce qu'ils étaient arrivés, à condition de ne pas trop fouler et condenser leur or, à terminer tant bien que mal une obturation avec de l'or de Trey, par exemple.

L'opinion émise par la majorité des aurificateurs que le travail raisonné de l'or en feuille donnera en moyenne un résultat positif meilleur, et cela quelle que soit la méthode employée, n'est presque pas discutable, mais il faut également admettre que la perfection, dans l'édification d'une aurification de contour ou reconstruction avec cet or en feuille ne s'obtient qu'au prix d'une grande habileté, d'une technique savante et de beaucoup de patience, bref trois facteurs qui se trouvent difficilement réunis chez beaucoup de praticiens.

En théorie, nous pouvons admettre que la surface d'une aurification finie avec de l'or en feuille épais, n° 30 ou 40, sera toujours idéalement plus dense que celle d'une obturation faite et terminée avec de l'or en éponge, et ceci s'explique aisément. La feuille d'or n'offre pas de solutions de continuité à sa surface, tandis que les ors que nous lui opposons sont formés de milliers de fibres capables de se souder, de se réunir parfaitement c'est vrai, mais à la seule condition de subir une condensation raisonnée et irréprochable. En pratique, par contre, nous estimons que les grandes surfaces surtout, peuvent, grâce à la condensation énergique dont nous parlons avec des fouloirs à main, à tête un peu large, à manche volumineux, prétendre à la même perfection, ou à peu près, que les surfaces obtenues avec l'or en feuille ou en cylindre. En tout cas, cette légère différence dans la densité de la surface, si elle existe, est tout de même compatible avec le résultat final que nous attendons de l'aurification, c'est-à-dire densité suffisante et absence de porosité.

La porosité des aurifications obtenues avec les ors en éponge provient d'abord de la mauvaise qualité du produit employé, car quelques-uns de ces ors sont à rejeter absolument et, en second lieu, nous le devinons, du manque de condensation, impossible du reste à obtenir dans les petites cavités à accès difficile et où l'emploi des fouloirs à tête large nous est interdit, c'est-à-dire là où nous ne pouvons employer que des pointes fines absolument contre-indiquées pour ce genre d'aurification, c'est-à-dire avec l'or fibreux. Cette porosité doit être absolument l'exception et sera, croyons-nous, toujours la résultante d'un travail hâtif. si nous avons à notre disposition une grande cavité d'accès facile, où la pression manuelle puisse être largement appliquée.

Nous serons donc logique en avouant que nous avons toujours réservé l'or fibreux ou en mousse pour les grandes aurifications, nous tenant à l'or en feuille ou en cylindre pour les cavités plus petites, à parois un peu faibles, se prêtant mal à une pression manuelle un peu énergique, telles que cavités approximales, distales des incisives, par exemple.

La porosité même relative des surfaces aurifiées, sans parler de la moindre résistance qu'elle apporte à l'obturation en elle-même, a ce grand inconvénient de donner aux aurifications au bout de peu de temps une couleur bronzée, cuivrée, du plus vilain effet et qui pourrait laisser des doutes sur la réalité de l'or employé. Ce changement de couleur dans les aurifications faites avec des ors spongieux vient évidemment des dépôts, des oxydes qui se logent dans les microscopiques solutions de continuité de la surface insuffisamment condensée.

Nous connaissons d'autres ors, en cylindres notamment, nous ne les nommons pas, car nous ne voulons faire le procès d'aucun de ces produits, qui deviennent tout à fait noirs dans la bouche, ce qui n'arrive jamais aux ors de provenance américaine, tels que Standard, William's, Abbey, Consolidated Pack, etc. Ces derniers sont absolument purs, tandis que certains produits d'origine moins lointaine, malgré qu'ils nous soient livrés sous forme de feuilles ou de cylindres, prennent à la longue une couleur détestable; cela doit tenir à la pureté relative de ces ors qui contiennent soit du cuivre, soit de l'argent en quantité suffisante pour expliquer cette sulfuration.

Quand nous avançons que la porosité des surfaces terminées avec de l'or en éponge est le fait d'une erreur de technique, nous sous-entendons qu'il existe des ors fibreux avec lesquels on peut obtenir des surfaces irréprochables, tandis que chez d'autrès ors la porosité est la règle.

Beaucoup d'aurificateurs reconnaissent aux produits en éponge ou cristallisés assez de qualités pour bâtir leur travail aux trois quarts et finir avec la feuille. Cette pratique est excellente, car il y a évidemment économie de temps à commencer son travail avec de l'or mousse.

La plasticité, cohésivité, parfaite adaptation, adhérence aux parois de certains de ces nouveaux ors est si grande qu'il est vraiment possible d'effectuer de grands travaux d'aurification plus rapidement et avec moins de fatigue que si nous recourrions à la feuille.

Au point de vue des rainures, points de rétention, la préparation des cavités est plus aisée et la difficulté relative que nous avons parfois à installer nos premières couches d'or en feuille n'existe absolument pas avec l'or fibreux. Nous n'avons pas comme règle absolue de terminer nos aurifications avec la feuille, estimant pouvoir obtenir le même résultat, c'est-à-dire des surfaces d'une dureté indiscutable avec l'or fibreux, mais toujours à condition que les parois et le dispositif de la cavité nous permettent d'utiliser la technique spéciale réservée à ce dernier produit.

L'emploi des maillets automatiques ou électriques n'est pas indiqué, tout au plus nous en servons-nous pour la condensation finale avec des pointes à tête un peu large.

La pression manuelle pour tous les ors en général est la cheville ouvrière d'un bon travail, et cela nous permet d'éviter au patient la manœuvre si pénible, énervante et fatigante parfois d'un martellement ininterrompu et se poursuivant pendant une heure et davantage.

Nous avons expérimenté tous les ors en éponge ou fibreux qui nous ont été offerts ces dernières années. Quelques-uns sont encore entachés de cette fâcheuse lacune qu'ils se pulvérisent, s'effritent sous l'effort des instruments et ne peuvent être portés à destination sans le secours d'une manœuvre quelconque, consistant par exemple à retenir d'une part avec des précelles le morceau destiné à être tassé, pendant que la main qui opére continue le travail. Les reconstructions, les travaux de contour sont impossibles à réaliser, le produit se pulvérisant, échappant aux instruments sous le moindre effort. L'inconvénient en question se fait surtout sentir dans l'aurification des dents de la mâchoire supérieure.

Deux produits nous ont, au contraire, donné des résultats heureux, vraiment réguliers, c'est le *Moss Fiber Gold de S. S. White* et l'*or fibreux du Dr Höpfner*. Ce dernier surtout mérite d'attirer toute notre attention, étant d'une plasticité absolument admirable et d'une régularité de fabrication hors ligne. Nous employons cet or depuis deux ans et nous sommes obligés de constater, et beaucoup d'autres avec nous, qu'il réunit toutes les qualités qu'on se plaît à attribuer aux ors en éponge, mais que ces derniers ne possèdent pas toujours. Nous avons obtenu avec ce produit, des surfaces, reconstructions, contours, qui ont tout le moelleux, le joli aspect et la dureté, d'aurifications terminées à la feuille n° 30 ou 40. Cet or se travaille exactement comme le de Trey, ou le Moss Fiber, en usant des fouloirs à manche robuste, qui permettent de procéder à ce mouvement de balancier, accompagné d'une légère rotation sur l'axe, seul moyen de condenser efficacement les ors en éponge.

Dans le Moss Fiber Gold de S. S. White, la cohésion entre les fibres du produit est déjà assez accentuée pour que cet or n'ait pas les inconvénients de certains produits similaires qui s'effritent, se pulvérisent et sont par conséquent réfractaires à certains travaux de contours. Dans l'or du Dr Höpfner, ces défauts n'existent absolument pas, et nous croyons que ce produit réunit au plus haut degré toutes les qualités que nous exigeons de l'or. Le feutrage, la cristallisation, bref, la texture intime de cet or, l'enchevêtrement géométrique de ses fibres sont si parfaits, qu'il est difficile d'imaginer un or plus agréable à travailler. Son adaptation aux parois est parfaite et convenablement condensé, il donne des obturations d'une couleur irréprochable, n'ayant pas la tendance à se foncer, donc complètement dépourvues de porosité. Voici la technique à suivre : On commence par porter dans le fond de la cavité à obturer une quantité suffisante d'or pour le recouvrir entièrement, tasser doucement en foulant l'or soigneusement partout, avec un fouloir à tête ronde et un peu large, sans condenser trop fortement. On rajoute une seconde couche et, lorsque le fond de la cavité est suffisamment garni et tassé pour éviter le déclanchement et le vascillement de cette base de notre travail, on continue en foulant l'or plus sévèrement dans toutes les directions, avec un fouloir à tête un peu plus petite. Couche par couche, on continue le travail, sans perdre de vue, qu'avant de rajouter une portion d'or, la condensation de l'or déjà en place devra être parfaite et irréprochable dans toutes les directions. On s'exposerait en négligeant ce point à voir les parties bien condensées former pont sur des parties poreuses, c'est-à-dire insuffisamment condensées, ce qui est au plus haut point répréhensible et incompatible avec l'homogénéité absolue que nous devons rechercher dans tous les étages de notre obturation. L'aurification terminée, la dernière couche condensée, brunie, on procèdra au finissage, polissage, avec meulettes en carborendum, fraises à finir, disques en papier émeri, etc., et il nous sera facile de constater que notre travail aura absolument l'aspect, le fini des obturations faites à la feuille. Cet or doit être travaillé à l'abri de la salive, c'est dire que la digue est de rigueur, ou tout autre moyen capable d'empêcher absolument l'accès de la salive pendant le temps nécessaire à effectuer l'obturation.

Les fouloirs de Trey « conviennent très bien pour le travail de l'or Höpfner », c'est-à-dire les fouloirs à serrations peu accusées, à manche robuste, que l'on a bien en main.

Cet or n'a pas besoin d'être recuit ; quand il est de fabrication toute récente, ses grandes qualités de cohésion n'ont pas besoin d'être développées, mais si l'on désire procéder à cette formalité, soit parce qu'il aura été exposé depuis quelque temps à l'air, soit que pour toute autre raison on veuille qu'il soit recuit, il faudra le faire avec beaucoup de précautions, c'est-à-dire ne jamais le chauffer à la flamme directement, mais le chauffer doucement sur une feuille de mica, par exemple. Nous pouvons affirmer que les ors en éponge ou ors fibreux ne doivent pas être portés à une température supérieure à 150 ou 200 degrés environ, sous peine absolue de leur voir perdre leurs brillantes qualités[1]. Il est facile d'obtenir cette température sans autre contrôle que la vue, c'est-à-dire que l'or disposé sur une feuille de mica et chauffé de cette façon à la flamme d'un petit Bunsen ou d'une lampe à alcool, est suffisamment recuit lorsque, sous l'action de la chaleur il commence à changer de couleur, c'est-à-dire à se foncer.

Dans quel cas devrons-nous choisir l'or, de préférence à tout autre produit, comme matière d'obturation et nous sous-entendons que la question des honoraires n'entre pour rien en ligne de compte.

Eliminons d'abord les obturations à faire dans la dentition de lait ou snobisme à part, les amalgames et les ciments sont suffisants et passons à la dentition permanente.

Si le facteur « esthétique » n'existait pas, nous

[1] Le fait de recuire directement à la flamme, peut, nous le devinons, provoquer la fusion partielle des fibres du métal, et pour petits qu'ils soient, ces noyaux d'or fondu, dans le restant de la masse, s'opposent à une condensation réellement homogène.

dirions qu'il faut aurifier toutes les cavités se présentant dans les conditions voulues pour permettre au dentiste de faire un travail sérieux ; nous entendons par là les dents offrant un terrain solide, des bords d'émail résistants, bref, un état général nous permettant d'espérer que la durée de notre obturation ne sera pas contrariée par des retours de carie de voisinage ou autres, à plus ou moins longue échéance.

Ne pas craindre pour la préparation de la cavité de supprimer, avec le ciseau à émail ou la fraise, tout ce qui est douteux, mince ou fragile. Une base franche, des bords nets, car ce n'est rien de supprimer si l'on reconstruit bien. Nous répétons que c'est un tort de se montrer trop conservateur en matière d'émail et c'est toujours une erreur que de vouloir traiter une dent ou faire une obturation, quand on ne s'est pas d'abord frayé un chemin pour bien voir ce que l'on fait. Il n'est pas nécessaire, ajoutons-le bien vite, de tailler sans réflexion dans la substance dentaire, mais ne craignons pas de séparer les dents, de les écarter, pour y voir clair. Le temps perdu à obtenir cela sera largement rattrapé par la plus grande facilité que nous aurons ensuite à travailler l'or.

Nous avons toujours pensé qu'une ou deux aurifications dans les dents de devant, à condition qu'elles soient bien terminées, c'est-à-dire non pas brunies et brillantes, mais bien en dernier ressort légèrement dépolies à la ponce, ne déparaient pas la plus belle dentition. Cela laisse tout au plus à supposer que leur propriétaire tient à ses dents et qu'il a la bouche en ordre. Mais après tout, ce que nous trouvons bien, d'autres sont en droit de le trouver très discutable. Il y a quelque dix ou quinze ans, quand nous n'avions que le ciment pour satisfaire les patients qui se seraient cru déshonorés d'avoir un angle d'incisive reconstruit en or, nous pouvions vraiment regretter cette façon de raisonner, mais aujourd'hui que nous pouvons satisfaire les plus difficiles de nos clients amateurs du beau, et cela avec les méthodes d'obturation appelées « porcelaines », nous pouvons nous contenter d'aurifier les cavités qui ne sont pas trop en vue.

Un gros inconvénient de l'or, c'est qu'il est très bon conducteur des sensations thermiques, et il serait imprudent, dans les cavités se rapprochant trop de la pulpe, de ne pas garnir le fond de la cavité avec une matière isolante, telle que le ciment par exemple. Il y aura également grande économie de temps et de matière employée, à garnir le fond d'une grande cavité destinée à être aurifiée avec du ciment d'abord, sur lequel on posera, pendant qu'il est encore un peu mou, un morceau d'or que l'on foulera légèrement. Le ciment une fois dur, ce premier morceau d'or se trouve lui-même fixé et servira d'amorce aux couches d'or qui suivront[1]. Nous déconseillons l'or pour l'obturation des dents

[1] Nous appelons l'attention sur un fait, c'est que le ciment garnissant le fond de la cavité et sur lequel nous poserons notre premier morceau d'or devra être suffisamment plastique pour que l'or y adhère et l'introduction du ciment à cet état pâteux devra se faire avec le plus grand soin pour qu'il ne tapisse que le fond de la cavité et ne la remplisse donc pas au point de venir compromettre les bords mêmes. L'aurification ne devra être continuée que lorsque cette base en ciment sera tout à fait dure, donc susceptible de supporter la pression des fouloirs sans céder.

faibles, dont la durée nous semble douteuse, nous le répétons, et pour les dents ébranlées, sous menace constante de poussée inflammatoire, bref pour toutes les dents, et nous disons aussi pour tous les patients, incapables de supporter la technique un peu longue et sévère de l'aurification.

LES INLAYS

OU

PORCELAINES[1]

AVANT-PROPOS

Avant d'aborder l'étude des *inlays*, c'est-à-dire des porcelaines, nous voudrions dégager notre manière de voir de tout malentendu, au sujet de la préférence que nous semblons accorder dans les lignes qui suivent aux produits appelés *low fusing*, c'est-à-dire à basse fusion, en opposition à ceux dénommés *high fusing*, c'est-à-dire à haute fusion.

Nous sommes absolument d'accord, nous admettons volontiers que, pour certains cas particuliers, le maximum de bons résultats que nous désirons atteindre dans cette catégorie de travaux, et cela pour des reconstructions importantes, des réfections d'angles par exemple, sera peut-être plus sûrement atteint avec les porcelaines à haute fusion. Nous savons très bien que l'inconvénient si souvent reproché à la feuille de platine de se prêter mal à la confection d'une bonne

[1] Nous emploierons volontiers ce terme d'*inlay* qui, en anglais, veut dire incrustation. Le terme obturation en porcelaine est discutable, car les porcelaines ne sont pas des obturations. Les termes bouchons, blocs de porcelaine sont également impropres.

empreinte, n'existe pas ou presque plus, si l'on a soin de prendre du platine de l'épaisseur voulue et si on le fait recuire selon certaines règles que nous indiquerons plus loin.

Si les porcelaines à haute fusion nous rendent plus fidèlement après la cuisson, la teinte choisie, leur transparence par contre nous réserve souvent des surprises désagréables, une fois en place, par les jeux de lumière occasionnés par la présence du ciment, et ceci justement par la transparence plus grande qu'elles possèdent comparées aux produits de basse fusion.

Nous sommes, par contre, persuadés que la méthode de basse fusion, celle de Jenkins entre autres, a donné jusqu'à ce jour suffisamment de bons résultats pour nous encourager à l'appliquer encore. Tout en cherchant à défendre notre manière de voir, nous n'avons pas un seul instant la prétention de vouloir prouver à ceux dont l'opinion n'est pas faite que les produits à basse fusion sont les seuls bons et utilisables, et nous espérons trouver la contre-partie de ce raisonnement, chez les adversaires de notre méthode.

Faut-il donc ériger en principe que seuls les produits de haute fusion doivent nous donner entièrement satisfaction? Nous pouvons répondre non.

A part des cas spéciaux, les porcelaines *low-fusing*, en tous cas celles de Jenkins, que nous connaissons bien, peuvent prétendre satisfaire les plus difficiles d'entre nous, à condition évidemment de ne rien négliger pour obtenir leur maximum de rendement.

Nous avons souvent constaté que des *inlays* en porcelaine Jenkins, qui avaient cinq et six ans de date, ne laissaient absolument rien à désirer au point de vue de la forme, de la résistance, de l'usure ou de la coloration. Dans d'autres circonstances, au contraire, des *inlays* de même nature, après très peu d'usage étaient en si mauvais état, que cela aurait dû nous dégoûter à jamais des travaux de cette nature. Que faut-il en conclure ? Simplement ceci, que pour faire un rapprochement logique et pour condamner une de ces méthodes aux dépens de l'autre, il faudrait comparer deux *inlays*, l'un en porcelaine Jenkins, l'autre en porcelaine à haute fusion, intéressant exactement la même dent, la même cavité, dans un tissu dentaire de même résistance et que nous soyons assurés que le travail a été fait dans les mêmes conditions d'habileté, de jugement et d'expérience technique.

Comme on pourrait ergoter sans fin, pour faire accorder tous ces facteurs, le temps seul et la multiplication des expériences pourra nous mettre d'accord. Il est certain, que les deux méthodes ont leurs défenseurs éclairés. Nos confrères américains ont une légère tendance à être plutôt partisans des procédés appelés High-fusing.

CHAPITRE V

D'après ce que nous venons de lire dans les pages précédentes, nous constatons qu'aucun des corps dont nous avons cherché à définir les qualités et les défauts, que ce soit la gutta, les ciments, l'amalgame ou l'or, ne peut prétendre réaliser le type de l'obturation idéale. Pour mériter ce qualificatif d'idéale, il faudrait qu'elle remplissent les conditions suivantes :

1° *Force de résistance suffisante pour supporter les efforts de la mastication.*

2° *Indestructibilité sous l'action des fluides buccaux, de la salive, c'est-à-dire inattaquable par les aliments ingérés ou les produits de leur fermentation.*

3° *Stabilité absolue de forme, c'est-à-dire ne subissant dans la bouche aucun changement de volume.*

4° *Adaptation parfaite aux parois de la cavité à obturer.*

5° *Absence complète de propriétés irritantes pouvant influencer par voisinage, l'intégrité de la pulpe soit par sa composition chimique, soit par ses propriétés thermiques.*

6° *Au point de vue de la couleur, elle devrait se confondre exactement avec la dent elle-même.*

7° *Enfin, possibilité de pouvoir insérer une telle obturation avec le minimum de difficultés possibles, et de fatigues, soit pour l'opéré, soit pour l'opérateur.*

Nous avons cherché à démontrer que les ciments ou la gutta remplissaient très modestement ce programme.

L'amalgame, n'étaient sa couleur détestable et la coloration défectueuse qu'il donne aux tissus dentaires mêmes, aurait des qualités très honorables.

Quant à l'or, il a tous nos suffrages, mais il laisse à désirer sous le rapport des conditions 6 et 7, c'est-à-dire que sa présence se révèle trop et que son travail est loin d'être aisé.

Il y a quelques années à peine, nous n'aurions pas osé espérer que les porcelaines nous donnent satisfactions dans toutes ces directions, mais aujourd'hui, si elles ne sont pas l'obturation idéale, elles sont bien près de le devenir et, malgré quelques points faibles, nous avons bon espoir pour l'avenir. Le champ qu'elles ouvrent à notre activité, ingéniosité, est des plus vastes et des plus souriants.

HISTORIQUE DU DÉVELOPPEMENT DES MÉTHODES D'OBTURATION PAR LE VERRE ET LES PORCELAINES

Les premiers essais qui furent faits pour remplacer les pertes de substance dans les dents carriées par une matière rappelant aussi bien que possible, le tissu de la dent elle-même, ou sa teinte, datent de soixante-dix ou quatre-vingts ans. Vers cette époque, quelques dentistes essayèrent d'incruster, principalement dans les incisives, des morceaux d'ivoire auxquels on donnait tant bien que mal la forme et le volume de la cavité.

Ces petits blocs d'ivoire, introduits à sec et forcés dans la cavité avec de légers coups de maillet, se gonflaient légèrement une fois humectés. Pour la facilité du travail, les cavités avaient autant que possible la forme circulaire. Le procédé de Dall ne doit être que le perfectionnement de cette méthode primitive, et l'ivoire y est remplacé par des blocs de porcelaine. Une fois en place, ces incrustations en ivoire se gonflaient sous l'action de la salive et tenaient suffisamment, mais la vilaine couleur qu'elle prenaient très rapidement et la détérioration qu'elles subissaient sous l'action de la salive les firent assez rapidement abandonner ; l'idée en tous cas était originale et mérite d'être rappelée. Si nous ne nous trompons, ce sont des dentistes allemands qui firent ces premiers essais.

Un peu plus tard, un dentiste de grande renommée à Londres, le Dr Murphy, se servit pour l'occlusion de cavités labiales de blocs de verre, qu'il obtenait en fondant du verre pulvérisé dans une matrice en platine. Là aussi les résultats ne durent pas être brillants, ces blocs de verre étaient maintenus par de l'amalgame, et il se passa plusieurs années sans que l'on reparlât de procédés d'obturation se rapprochant plus ou moins de cette méthode.

En 1857, A.-J. Volck publie dans l'*American Journal of Dental Science*, un article sur l'obturation des dents, par la porcelaine, puis B. Wood en 1862, Marshall, H. Webb recommandèrent l'emploi des morceaux des dents artificielles, taillés et meulés de façon à s'adapter exactement aux parois et contours des cavités dentaires.

En 1870, le Dr Land de Détroit fit avancer sérieusement la question en instruisant la profession de ses essais de fusion des dents artificielles pulvérisées et mises au four dans une matrice en platine qui « reproduisait exactement les contours de la cavité à obturer ».

Puis Rollins, Stoker, Essig de Philadelphie, W. Storer, Howe, Sundingham, travaillèrent l'intéressante question. Les expériences se continuent sous toutes les formes, nous sommes en 1890, mais ces essais se résument presque toujours en prise d'empreinte de la cavité avec de la cire, du stent, de la gomme laque, établissement d'un modèle en plâtre reproduisant plus ou moins fidèlement la cavité, et des tentatives plus ou moins heureuses de reconstituer la partie de la dent à reconstruire en fondant du verre pulvérisé à même le modèle, ou dans une matrice en platine estampée sur le modèle, ou bien alors essais divers de tailler le morceau de porcelaine désiré dans une dent artificielle.

Dans ce dernier ordre d'idées, nous avons pu voir dans la bouche d'un client, deux reconstructions d'incisives, comprenant plus d'un tiers de la dent ; ce travail avait dix ans de date. Ces blocs de porcelaine avaient dû être pris et taillés dans des dents de Ash ou de White et leur ajustage parfait témoignait hautement de l'habileté et de la patience de leur auteur.

Il est évident que le grand avantage de ce procédé, s'il n'était pas si difficultueux, serait que le bloc de porcelaine tiré d'une dent de Ash ou de White par exemple, sera toujours supérieur comme texture, comme pâte, au meilleur *inlay* fabriqué par un dentiste. Dans la fabrication des dents artificielles, qui sont cuites dans des moules, la pâte subit une pression destinée à lui donner une homogénéité, une résistance, que nous ne pouvons obtenir par nos procédés de cuisson, actuellement du moins.

De toutes façons, il fallut abandonner l'idée de trouver dans le verre le matériel désiré pour les *inlays*. La porosité de ces blocs et la vilaine couleur qu'ils prenaient rapidement dans la bouche les ont fait définitivement rejeter.

C'est vers cette époque que Dall, un dentiste de Glascow, nous mit en possession d'un matériel absolument parfait et d'une technique des plus ingénieuses pour l'insertion de blocs de porcelaines préparés à l'avance, c'est-à-dire qu'à l'inverse des méthodes actuelles, il fallait préparer une cavité, d'après un modèle correspondant à un numéro d'une série de blocs de porcelaine ; il n'y avait plus alors qu'à mettre en place et cimenter. Ces petits bouchons de porcelaine, de la même pâte que les dents minérales de Ash, sont spécialement indiqués pour les faces labiales et triturantes des dents. Ils sont divisés en séries de différentes teintes et de grandeurs diverses. Chaque bloc d'émail possède un numéro d'ordre et, à ce numéro, correspond une fraise exactement calibrée au bloc lui-même. Ces blocs d'émail, munis d'un point d'attache en forme de bouton de manchette, se fixent avec du ciment.

D'autres procédés, analogues ou s'en rapprochant, ont également leur emploi, mais celui de Dall mérite spécialement d'attirer notre attention.

De 1890 à 1900, la question des porcelaines fut sans cesse discutée, sans que rien de positif en découlât. Les maisons Ash, White, Justi et d'aûtres mirent sur le marché différents produits, les uns à haute fusion, les autres à basse fusion, mais, en réalité, aucun de ces produits ne pût prétendre nous donner entière satisfaction. Ces porcelaines laissaient toujours quelque chose à désirer, soit au point de vue de la teinte, soit de la cuisson. Richard Chauvin, il y a quelques années par son procédé de cuisson, au moyen de la flamme oxydrique, nous laissa entrevoir la possibilité d'obtenir des *inlays* très satisfaisants. Mais ce n'est vraiment qu'en 1898 que le Dr Jenkins, de Dresde, put prétendre avoir résolu le problème, avec son matériel si simple, ses fours à gaz très ingénieux, sa technique aisée et abordable, permettant d'obtenir avec un assortiment très riche de teintes, des *inlays* parfaits.

Les expériences de Jenkins furent longues et durèrent de 1890 à 1898, avant qu'il pût vraiment imposer sa manière de voir. Sa position de fortune, les bonnes relations qu'il entretenait avec les principaux chimistes et céramistes du royaume de Saxe lui facilitèrent beaucoup, comme il l'avoua à nous-même, ses expériences, qui furent longues et multipliées avant d'arriver à produire les émaux que nous devons admirer aujourd'hui. Il est très facile de critiquer et, si plus tard, on peut faire mieux, il n'en reste pas moins que, jusqu'à ce jour, aucun produit similaire n'a pu prétendre, comme *low-fusing*, être aussi bon ou meilleur en tous cas.

L'originalité de la méthode de Jenkins, c'est d'être arrivé à trouver une porcelaine à basse fusion, c'est-à-dire fondant à une température bien au-dessous du point de fusion de l'or à 1000/1000, ce qui nous mettait dans la possibilité d'employer de la feuille d'or à 24 karats, pour la confection des empreintes ou matrices. Il fallait donc trouver un produit à basse fusion, qui ne soit pas entaché de tous les défauts inhérents au verre et permettant l'emploi de la feuille d'or qui, quoi qu'on en dise, donne le plus aisément, une empreinte absolument fidèle. En tous cas, à cette époque, la feuille de platine ne pouvait prétendre à cette perfection.

Au point de vue chimique, les produits dénommés *low-fusing* sont les mêmes que ceux appelé *high-fusing*. La différence qu'il y a dans les corps qui entrent dans leurs formules respectives est plutôt quantitative que qualitative, avec cette différence cependant que les *low-fusing* contiennent un fondant qui abaisse leur point de fusion.

D'après Wheeler, Jenkins a dû changer de formule plusieurs fois, mais, malgré cela, il persiste à croire que même les porcelaines actuelles de Jenkins doivent-être rangées dans la classe des verres. Nous ne le croyons pas. Les produits de Jenkins sont un mélange heureux, mais réel de felsdpath et de kaolin. Wheeler admet cependant que ce mélange qui, selon lui, se rapprocherait sensiblement du verre, et fondant à basse température, peut donner si manipulé intelligemment, un corps très résistant, avec ce point faible, qu'il serait assez facilement attaqué par les fluides buccaux et cela, par la présence dans la formule d'une assez grande quantité de sels solubles, de soude, ou de potasse, ou de magnésium, tous destinés à abaisser le point de fusion. Malgré toute l'autorité dont jouit, avec raison, le Dr Wheeler, nous somme persuadés qu'il a dû revenir ou reviendra sur cette manière de voir. Nous connaissons plus de cent *inlays*, ayant quatre ou cinq ans de date et qui n'ont subi aucune atteinte, pas trace d'usure ou de transformation par les voies qu'il indique et, comme nous le répèterons plus loin, la porosité de certains *inlays* de cette origine ne peut provenir que d'un défaut de cuisson. Les formules des porcelaines à haute fusion diffèrent en ce sens qu'elles contiennent une plus ou moins grande proportion de silice. Tous les produits dénommés *high fusing* sont des porcelaines dans toute l'acception du mot, contenant une suffisante quantité de silice, du feldspath et du kaolin pour donner le liant, la stabilité et la résistance voulue à la pâte. Plus il y aura de silice, à condition que le feldspath soit en quantité suffisante pour en lier les particules, et plus le point de fusion sera relevé.

Voici les points de fusion de quelques porcelaines :

Jenkins	750
Ash. Low-fusing	770

Ash. High fusing	980
Consolidated	980
Whiteleys	1040
White	1100
Parkers	1200

D'après Wheeler, les changements chimiques qui se produisent dans la pâte, lorsque la chaleur est assez élevée pour en altérer la couleur, doivent également nous intéresser vivement au point de vue de la résistance des porcelaines et il en déduit ceci, c'est que pour la plupart de nos travaux, les matériaux en porcelaines, que nous avons à notre disposition, que ce soit les Jenkins, les Whiteleys, Parkers Brewster, White ou Consolidated sont largement assez résistants. Il ajoute, et en cela nous serons tout à fait d'accord, que plus le point de fusion sera élevé pour la cuisson d'une porcelaine, plus nous aurons de chances de ne pas avoir de changements, d'altérations dans la teinte pendant la cuisson et plus le produit se prêtera mieux aux reconstructions d'angles ou des contours demandant une certaine résistance.

Les porcelaines à haute fusion exigent un soin particulier pour leur cuisson et leur refrodissement devra être contrôlé soigneusement.

Aucune porcelaine du reste ne peut passer impunément d'une température aussi élevée que celle que réclame sa fonte, à une température de 900 à 1000 degrés au-dessous de ce point de fusion sans que sa résistance ou la finesse des angles et des contours ne subissent un affaiblissement et, par contre, plus le point de fusion sera abaissé et plus notre produit se rapprochera du verre et en aura les inconvénients.

Wheeler est trop affirmatif sur les défauts qu'il trouve aux produits de Jenkins.

Nous avons vu, nous le répétons, et beaucoup d'autres avec nous ont observé que des *inlays* établis avec de la porcelaine de Jenkins et ayant quatre et cinq ans de date, ne présentaient aucune altération ni dans la forme, ni dans la teinte. Oui, les *inlays* retouchés à la meule, ceux qui pour une raison ou une autre ont été taillés, dépolis, oui ceux-là peuvent subir un changement dans la suite, une altération dans leur teinte, mais un *inlay* doit être assez exactement établi pour qu'après la dernière cuisson, et une fois en place, cimenté, la meule n'ait pas à intervenir pour en rectifier les contours, ou diminuer l'épaisseur.

Cette manœuvre n'est tolérable que pour rectifier un léger défaut d'articulation par exemple.

Cette manière de faire ne serait du reste pas tolérée non plus pour l'aurification ; la dernière couche condensée, brunie, polie, n'a pas à être reprise à la meule[1]. Les erreurs dans la cuisson, qui livrent des *inlays* poreux, biscuités, sont également et sérieusement une cause de décoloration ultérieure.

[1] Nous voulons dire par là que les dernières couches d'une aurification étant toujours l'objet de nos meilleurs soins, que ce soit sous forme de condensation ou de brunissage, nous devons éviter à tout prix d'être mis dans l'obligation de les diminuer ou de les supprimer, pour une raison ou une autre : mauvaise articulation, trop d'épaisseur dans les contours, etc ..

Les porcelaines à haute fusion sont peut-être plus résistantes, c'est vrai, mais ce qui n'est pas prouvé, c'est que les porcelaines de Jenkins ne soient pas suffisamment résistantes pour notre pratique courante. Le Dr Jenkins, au Congrès de Bâle 1904, nous affirmait personnellement, que ses produits ne doivent absolument pas être classés dans la catégorie des verres, mais sont bien des porcelaines dans toute l'acception du mot. Leur grande vogue est tout à fait justifiée. Nous estimons qu'elles peuvent prétendre nous donner le maximum de résultats favorables que nous puissions attendre des porcelaines car, à part quelques cas exceptionnels, nous ne nous croyons pas obligés d'avoir recours aux produits de haute fusion. Pour pouvoir établir une échelle de comparaison serrée, il faut laisser passer un peu de temps pour mettre en balance ces deux produits ; et pour donner le meilleur point à l'un d'eux, il faudrait d'abord s'assurer si le travail incriminé ne laisse rien à désirer au point de vue technique, bref, si l'opérateur a bien su faire rendre à sa porcelaine son maximum de qualités.

Donc, en résumé, est-il nécessaire d'avoir recours aux produits de haute fusion pour les 4/5 des travaux qui nous intéressent ?

Nous croyons que non, mais, par contre, nous sommes bien d'avis que pour des cas spéciaux, comme reconstructions d'angles, pour des contours plus ou moins exposés à supporter des chocs ou à être fatigués, cette méthode doit nous être aussi familière que l'autre, appelée qu'elle est à nous rendre de grands services. Soyons éclectiques.

Une contre-indication absolue à l'emploi des *inlays*, c'est l'inexpérience de l'opérateur.

Il faut bien commencer une fois, répondra-t-on ! Oui, mais rappelons-nous qu'une porcelaine médiocre sera la pire des obturations. Ce n'est que lorsqu'on sera rompu à la préparation parfaite d'une cavité, à la prise de l'empreinte de cette dernière et aux différents temps de la cuisson du bloc, de la manière de le fixer, que l'on devra se risquer à travailler sur le patient. Pour cela, il ne faudra pas craindre de multiplier les expériences sur des dents naturelles mais hors de la bouche, c'est à dire sur des dents que l'on aura fixées pour faciliter le travail, dans des petits cubes de plâtre, ne laissant émerger que la couronne.

Alors seulement on appliquera le fruit de ces nombreux essais sur le patient, en débutant par des cavités simples, faciles, comme faces labiales d'incisives ou de canines. Les reconstructions, angles, ou blocs plus compliqués ne viendront que plus tard.

Les inlays sont indiqués pour les cavités labiales, cervicales, buccales (c'est-à-dire face externe des grosses et petites molaires) ; pour toutes les cavités approximales ou distales où il sera possible de prendre une bonne empreinte ; pour les reconstructions où le bloc n'aura pas à supporter seul le choc de la dent antagoniste ; pour les refections de grandes pertes de substance ; pour les cavités près de la gencive ou sous la gencive, parce que, dans ces cas surtout, le joint obtenu sera meilleur qu'avec n'importe quel autre produit.

Bref, la porcelaine devra être préférée pour tous les

cas où l'esthétique, c'est-à-dire la situation de la cavité rend discutable l'emploi de l'or ou de l'amalgame.

Les inlays sont contre-indiqués dans les cavités approximales où le bloc par les efforts de la dent antagoniste aurait une tendance à être chassé hors de son alvéole. Dans toutes les petites cavités où le défaut esthétique de l'or n'a qu'une importance très minime. Dans les cavités de forme circulaire pouvant être facilement et mieux obturées par le système de Dall.

Pour tous les cas où il sera vraiment impossible d'obtenir une empreinte absolument parfaite, fidèle, de la cavité.

Nous ne saurions trop protester contre la tendance que nous constatons chez certains enthousiastes, qui veulent mettre de la porcelaine partout. Il est des cas et, certes nombreux, où l'or, l'amalgame, ou bien les couronnes en or, en porcelaine, sont d'une meilleure indication. Insistons encore là-dessus, que le dentiste devra se montrer pour ce genre de travail plus difficile que pour n'importe quel autre. Les porcelaines, il faut bien s'en pénétrer, ne supportent pas l'à-peu près, nous ne voulons pas dire par là que les autres travaux dentaires puissent souffrir la médiocrité bien loin de là, mais aux porcelaines il faut la perfection, pour qu'elles ne prêtent pas le flanc à toutes les critiques qu'on ne leur ménage pas du reste. Il ne faut pas être pressé pour ce genre de travail, qui est des plus minutieux et dont tous les temps doivent être scrupuleusement respectés. Celui qui voudra faire vite ne pourra pas faire bien.

Evidemment, chacun de nous ne peut pas prétendre atteindre la perfection dans ce domaine, mais il peut devenir honorable. Pour quelques-uns, la difficulté sera surtout dans l'établissement de bonnes teintes et cela s'explique ; tout le monde n'a pas dans l'œil le sentiment exact des couleurs, ne le voyons-nous pas dans nos ateliers de prothèse ! Nos meilleurs mécaniciens irréprochables dans les autres directions, sont quelquefois incapables d'assortir les dents artificielles. Ils ne voient pas juste.

Ce qui n'est pas moins difficile, c'est de faire comprendre à la clientèle quelle est la peine, l'imagination, dépensées pour ce travail si spécial et que ce genre de traitement ne doit pas être assimilé aux travaux habituels de notre cabinet, qu'il demande, par conséquent, une rétribution spéciale et qu'il est absolument impossible de faire des travaux de porcelaines satisfaisants au tarif des opérations courantes.

Préparation de la cavité.

La préparation de la cavité est de toute première importance. Voici les points principaux à surveiller.

La forme générale sera aussi simple que possible. Les bords d'émail doivent être découpés franchement et offrir de la résistance. Ne pas laisser des parties d'émail surplomber la cavité. Les bords et les contours doivent être découpés au ciseau ou à la fraise et très soigneusement finis avec des meulettes ou pointes en pierre d'Arkamas. Il ne faut pas craindre d'examiner ces bords avec la loupe pour qu'ils ne laissent rien à désirer, de façon à ce qu'à l'essayage le petit bloc de porcelaine vienne très exactement s'emboîter bord contre bord et se confondre absolument.

Les contours de la cavité devront être taillés, meulés de telle façon que l'*inlay* provenant de l'empreinte de cette cavité présente lui-même des bords francs, résistants et non pas des bords aigus appelés à se casser ou se fendiller. Nous insistons à dessein là-dessus, car de cette première manœuvre dépend souvent le succès de notre travail. La préparation de la cavité ci-contre est évidemment mauvaise car nous voyons que le bloc se rapportant à cette cavité sera trop faible partout et surtout en ses points *a* et *b*. La simple pression pour le mettre en place nous expose à le briser en totalité où à en effriter les bords.

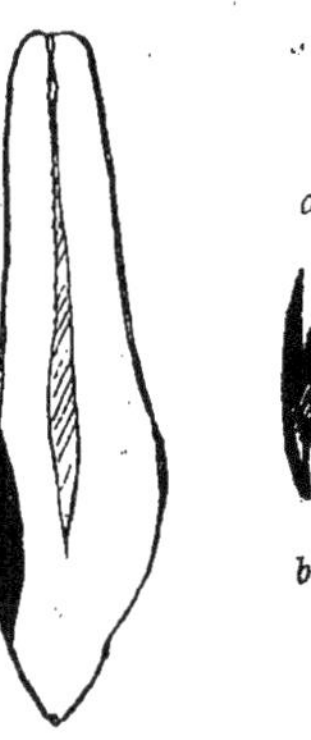

Fig. 1

Une cavité de ce genre devra être préparée dans l'ordre d'idée suivant (fig. 2 et 3).

En résumé, la cavité idéale serait celle dans laquelle l'*inlay* tint tout seul pour ainsi dire, et soit susceptible de supporter des efforts venant de différentes directions sans qu'il soit pour cela exposé à être expulsé de son alvéole. Il ne faut donc pas compter exclusivement sur le cimentage de la porcelaine pour en obtenir la fixité. Le ciment est surtout là pour terminer le joint et le rendre hermétique. En pratique, nous serons bien souvent obligés de nous éloigner de cette théorie idéale, mais ne perdons pas de vue que si le ciment nous est indispensable pour fixer un *inlay*, il n'est pas suffisant à le retenir en place si nous négligeons d'autres facteurs.

La préparation des cavités labiales est, cela va sans

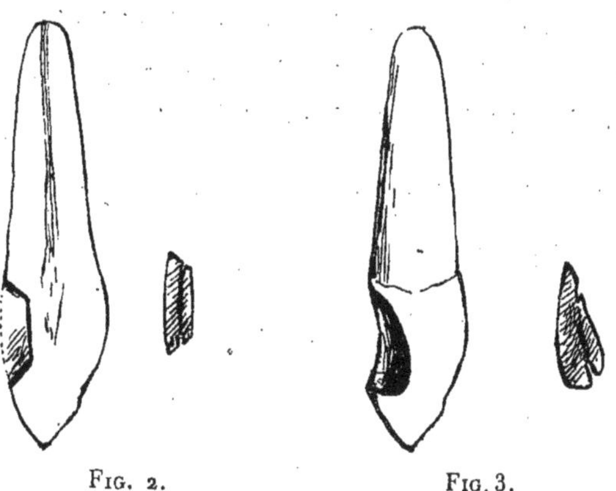

FIG. 2. FIG. 3.

dire, plus facile que celle des cavités approximales, distales ou autres. Dans la préparation des cavités labiales, il faut d'abord obtenir une profondeur suffisante et éviter de les faire rondes, car ne pouvant

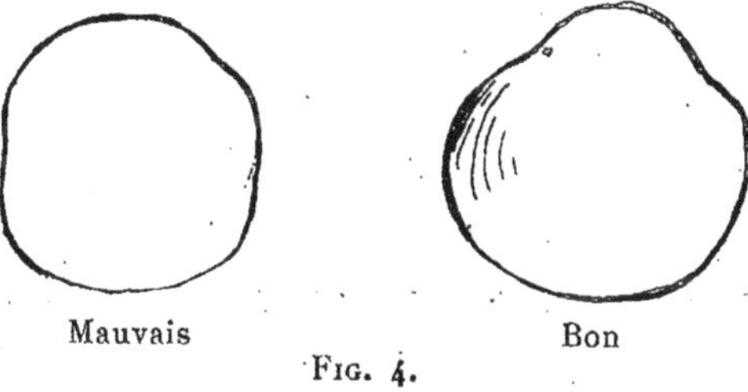

FIG. 4.

prétendre les faire mathématiquement sphériques, il est facile de comprendre que notre bloc étant à peu près sphérique, n'ayant pas de points de repère, il nous sera difficile, pour ne pas dire impossible, de le mettre exactement à sa place. Il faut donc lui donner une forme qui l'oblige à se mettre en place.

Dans le cas où nous voudrions absolument insérer un bloc sphérique, prendre alors la méthode de Dall.

Les cavités intéressant en même temps la face approximale et triturante des petites et grosses molaires

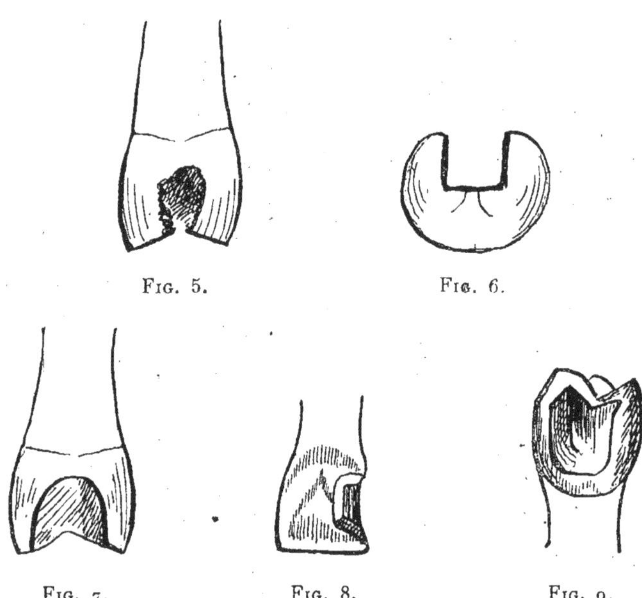

Fig. 5. Fig. 6.

Fig. 7. Fig. 8. Fig. 9.

demandent encore plus de réflexion. Pour ces dernières, il faut obtenir que l'*inlay* se glisse à sa place à la façon d'un tenon dans une mortaise.

Les figures ci-dessus feront mieux comprendre ce que nous entendons.

Les *inlays*, comme il est facile de le comprendre, nous offrent des ressources toutes particulières pour la reconstruction des grandes pertes de substance intéressant les deux parois et l'angle des incisives centrales, latérales et canines, mais, plus que jamais, les cavités devront être taillées selon certaines lois.

Les deux cavités ci-contre sont mal préparées. Dans la figure 10, la partie d'émail de la dent en *a* est trop faible et se brisera infailliblement. Dans la figure 11, le bloc est trop plat et n'a pas l'assise nécessaire. Voici comme elles doivent être préparées.

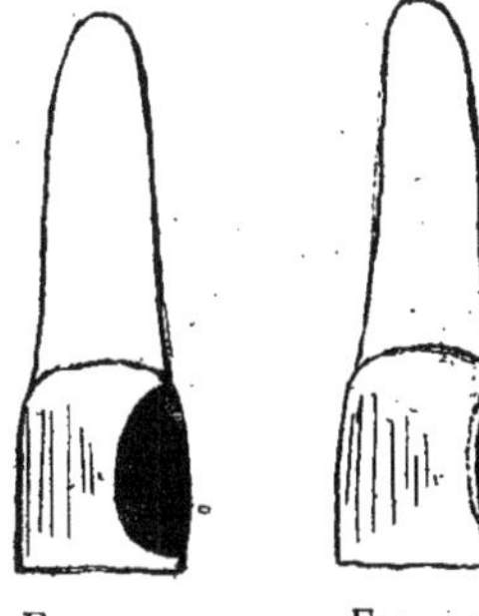

FIG 10. FIG. 11.

Dans la figure 12, nous avons sacrifié la partie d'émail trop faible. Pour une aurification, il en aurait été du reste de même. Dans la figure 13, nous avons donné plus d'expansion à la cavité.

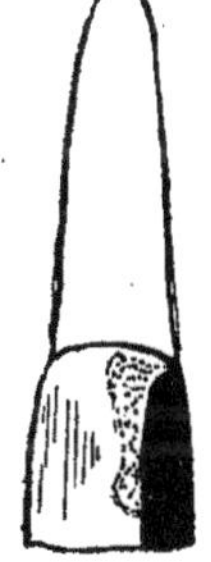

FIG. 12. FIG. 13.

(La partie visible de l'inlay est noire, la partie invisible, c'est-à-dire qui se prolonge dans la cavité est pointillée.

Ci-après, exemple de reconstructions que nous avons faites plusieurs fois et qui ont parfaitement résisté depuis deux et trois ans (fig. 14 et 15).

On pourrait nous repprocher l'opportunité de reconstructions aussi importantes, quand une couronne Richemond, Logan, ou autre, pourrait faire mieux. Nous répondrons que nous avons accepté l'idée et nous l'accepterons encore de faire ce travail pour donner satisfaction à de jeunes patients surtout, et même à des adultes, à qui l'idée d'une dent artificielle est absolument insupportable. Du reste, une reconstruction en porcelaine de cette importance dans une dent traitée, racine obturée, ne prolongerait-elle l'état de choses que de quelques années, est bien indiquée, car elle n'empêchera en rien la réfection complète par une dent à pivot quand on ne pourra plus faire autrement.

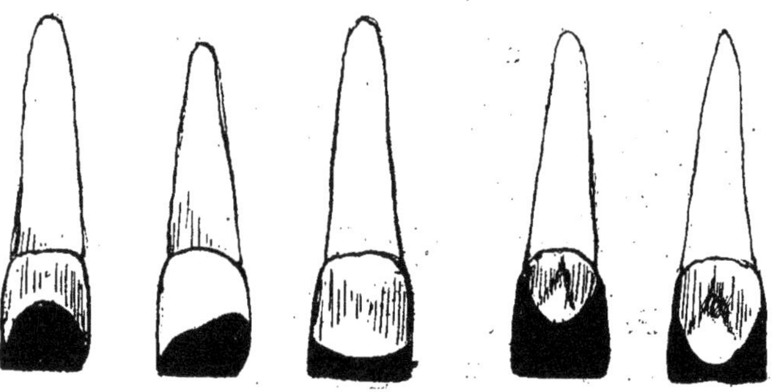

Fig. 14. Partie antérieure incisives centrales.

Fig. 15. Partie postérieure incisives centrales.

(Ce qui est visible de l'inlay est en noir).

Les cas suivants sont réels et ont donné entière satisfaction, les uns intéressant des dents atteintes de larges érosions transformés en caries chez des sujets jeunes, les autres intéressent des dents à racine obturée.

Ces reconstructions ont été effectuées avec de la porcelaine Jenkins, sans pivot de platine. Dans la figure 15, la paroi postérieure était très robuste, et l'épaisseur des racines nous a permis de donner à ces blocs une forme et un prolongement suffisant pour expliquer leur solidité.

Les points d'appui que le bloc doit prendre sur les parois et sur le fond de la cavité doivent être en rapport direct avec l'importance de la reconstruction et des efforts que le morceau de porcelaine aura à subir, c'est une question de leviers après tout.

Dans la reconstruction ci-après, figure 16, si la porcelaine elle-même est assez solide, il n'y a aucune raison pour que cet angle cède, ou plutôt pour que le bloc soit expulsé de son assise, tandis que dans la figure 17 la porcelaine est obligée de quitter la dent, le ciment n'étant pas suffisant pour obtenir la rétention[1].

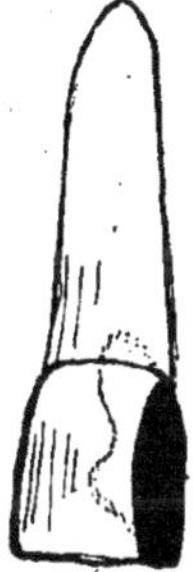

Fig. 16.

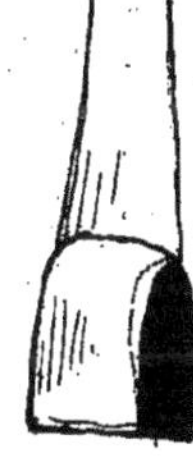

Fig. 17.

Il ne nous sera pas toujours facile, ou possible, d'opérer dans ce sens, soit que l'étendue à donner à la cavité nous sera refusée par le voisinage de la pulpe, soit que cette manière de faire affaiblirait trop la dent, mais il faudra tendre à obtenir ce résultat. Lorsque nous opérons sur une dent dévitalisée et traitée, le problème sera beaucoup plus

[1] Nous avons plusieurs fois tourné la difficulté que nous avions à édifier de grands travaux intéressant par exemple une partie de la paroi postérieure d'une incisive et une grande partie de sa face antérieure, en reconstruisant d'abord la partie postérieure, donc ne se voyant pas, avec de l'or ou de l'amalgame ne réservant la porcelaine que pour la reconstruction de la partie antérieure. Après réfection de cette paroi postérieure, il n'y a évidemment qu'à préparer la cavité selon les règles habituelles et prendre l'empreinte.

simple, dans le cas contraire nous pourrons après sérieuses réflexions, nous demander s'il n'y a pas lieu de procéder à cette dévitalisation pour obtenir de meilleurs résultats.

Tous ces divers temps de préparation, ainsi que la prise d'empreinte et la mise en place du bloc, ne pourront souvent s'effectuer qu'après avoir obtenu l'écartement suffisant des dents intéressées, pour avoir l'accès désidérable. Cet écartement s'obtiendra par les moyens usuels que nous connaissons, coton, coins de bois, lamelles de caoutchouc, écarteurs à vis de Perry, d'Ivory, ou autres, mais l'écartement devra être suffisant pour permettre de prendre une empreinte fidèle; il nous est arrivé trop souvent de perdre du temps en voulant essayer de prendre quand même une empreinte de cavité dans des dents insuffisamment écartées.

La prise de l'empreinte.

Si nous avons insisté sur l'importance qu'il y a de préparer les cavités d'après certaines lois, nous comprendrons que la prise d'empreinte doit être entourée de certains soins, car sans une matrice absolument fidèle et irréprochable, nous n'aurons que de l'à-peu-près.

Nous avons laissé entrevoir notre faible pour les produits de Jenkins, qui fondent entre 750 et 800 degrés, permettant donc l'emploi de la feuille d'or à 24 karats. Avec la feuille d'or nous obtiendrons en général facilement et, en fait, toujours une empreinte absolument fidèle des contours, des parois de la cavité et de ses moindres détails. Avec la feuille de platine,

passé dans la flamme de gaz ou d'alcool, pour le recuire, introduit dans la cavité, en la foulant doucement, progressivement pour éviter les plissements, déchirures, et cela avec des petits cubes d'amadou que nous préférons certainement aux boulettes de coton.

Cette petite manœuvre sera facilitée par l'emploi d'une précelle à bouts arrondis formant bouton et ne risquant pas par conséquent de crever la feuille. On débute donc par un morceau d'amadou, on force gentiment la feuille à l'intérieur, on ajoute un second morceau, puis un troisième, bref petit à petit le morceau d'or tapissera exactement les parois. Les parties de la feuille dépassant la cavité, seront rabattues sur les bords et soigneusement appliquées, pressées avec un morceau d'amadou, le rebord, l'arête de la cavité sera bruni, bref, il faudra tendre à obtenir la reproduction exacte des contours, partout, d'un bord d'émail à l'autre.

Pour les cavités un peu difficiles, profondes pour éviter les crevaisons de la feuille, qui ne manqueraient pas de se produire, ou bien préparer un embryon de matrice hors de la bouche et voici comment : prendre une empreinte en stent de la cavité, et sur le modèle obtenu estamper la feuille d'or, pour terminer ensuite dans la cavité même, c'est un peu long.

Un moyen plus rapide, c'est de se procurer l'assortiment de « Bruhn à Düsseldorf », qui consiste en un jeu d'une vingtaine de cylindres d'acier, à l'extrémité desquels sont reproduites en relief les cavités les plus usuelles. On estampe le morceau d'or entre une lame de caoutchouc et le cylindre qui correspond à la cavité qui nous intéresse en pressant doucement. Cet embryon d'empreinte sera plus facilement mis en place et terminé par les moyens indiqués plus haut.

Nous avouons qu'un opérateur expérimenté pourra se passer de cette fantaisie, qui ne manque pas cependant d'être ingénieuse. Il existe des jeux de fouloirs dont l'extrémité est garnie de caoutchouc mou, et des brunissoirs également établis sur cette donnée, qui permettent de presser exactement la feuille d'or, aux contours de la cavité.

Les premières tentatives sembleront difficiles aux débutants, mais l'expérience vient vite. Il faudra s'assurer toujours, que le morceau de feuille d'or est assez grand pour donner une empreinte complète de la cavité, des bords et du voisinage. Pour les cavités profondes, se prolongeant sous la gencive, il faut procéder de la manière suivante (fig. 19) : rabattre légèrement à angle droit un des bords de la feuille, le glisser à sa place ; la partie coudée qui vient s'appliquer sur la gencive sera maintenue en place par un morceau d'amadou pris dans la précelle que l'on tient de la main gauche et, pendant ce temps, de l'autre main, on fait pénétrer la feuille dans la cavité par le procédé habituel. Sans cette précaution, on est forcément condamné à la première tentative, de vouloir faire pénétrer la feuille d'or à sa place, à voir la feuille quitter le bord gingival de la cavité et s'engouffrer dans cette dernière pour ne nous donner en fin de compte, qu'une empreinte partielle, c'est-à-dire que le contour de la cavité, au niveau de la gencive, ne sera pas compris dans l'empreinte, ce qui est inacceptable. Il faut que la feuille soit rabattue sur les contours et vienne empiéter sur la gencive, c'est parce que pareil accident nous est arrivé souvent au début que nous nous permettons d'insister. La figure ci-dessous fera mieux comprendre (fig. 19).

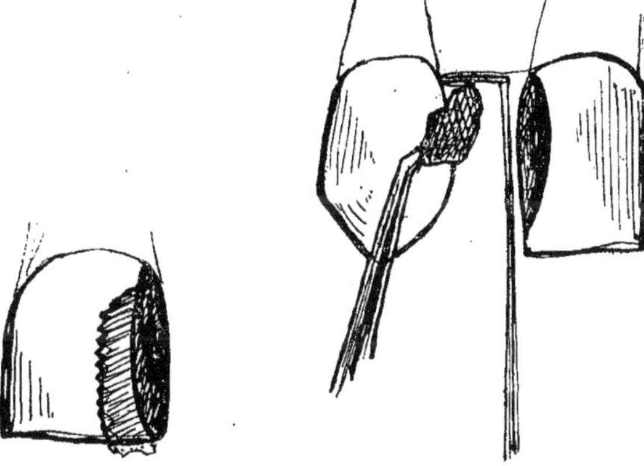

Fig. 19.

Il faut absolument que l'empreinte soit prise de telle façon, qu'une fois la matrice en moufle, devant notre travail, nous ayons des points de repère et qu'il ne subsiste aucun doute sur les contours, c'est-à-dire l'endroit exact où viendra finir la porcelaine.

Pour sortir la matrice de la cavité, pour la dégager, il suffira de soulever un des coins de la feuille, avec une sonde fine, ou une précelle, et généralement, elle sortira facilement sans se déformer. Si l'on sent de la résistance, on essayera d'un autre côté, et en renouvelant la manœuvre dans différentes directions, on finira toujours par trouver un endroit favorable. Les cavités se présentent parfois de telle façon qu'il n'y a qu'une direction permise pour retirer la matrice sans la froisser à son passage entre deux dents, et il faudra chercher cette direction. L'élasticité de la feuille d'or recuit, permet certains déplacements légers, qui ne compromettent en rien notre travail, la feuille faisant ressort. Autant que possible évitons les déchirures intéressant le fond des cavités, elles sont tolérables ; celles par contre qui déforment les contours nous obligent à recommencer, sans aucun doute. Si l'on a négligé les observations que nous formulions plus haut sur la préparation des cavités, c'est-à-dire éviter les retraits, et faire une cavité de dépouille, il sera tout à fait inutile de se livrer à des essais infructueux, l'empreinte ne sortira pas, ou sortira déformée.

Nous prenons en général deux empreintes et nous faisons deux *inlays*, et voici pourquoi : Il arrive souvent, pour une raison ou pour une autre, qu'un des deux *inlays* nous plaira davantage, soit par sa teinte, soit par sa forme. Il peut y avoir un accident de cuisson. Nous le faisons, en tous cas, toujours dans les cas un peu compliqués pour éviter soit à nos patients, soit à nous-même, une seconde édition quelquefois pénible d'écartement de prise d'empreinte, etc..., pour le cas où le seul bloc que nous aurions à notre disposition n'irait pas [1].

Les empreintes sont de suite mises à l'abri, soit dans

[1] Le mieux évidemment est de pouvoir garder son patient suffisamment longtemps dans le fauteuil pour prendre l'empreinte, cuire et placer l'inlay dans la même séance.

une boîte en celluloïd ou en verre, avec le numéro de la teinte, et non pas posées sur la tablette sans protection, car elles courent le risque d'être déformées par le voisinage ou le choc d'un instrument, ou encore souillées par un médicament quelconque qui traînerait sur la tablette.

Choix de la teinte.

Le choix de la teinte, pour si simple qu'il en a l'air, est un des temps importants de l'opération. L'échelle des teintes de Jenkins est très riche et peut suffire à toutes les combinaisons, mais encore faut-il agir avec discernement. Il ne faut pas choisir la teinte en se fiant simplement à la plus ou moins grande ressemblance qu'il peut y avoir entre l'échantillon du jeu des teintes et la dent intéressée ; il faut surtout songer à la teinte que le bloc *aura* une fois placé. Souvent par le fait seul de la cuisson plus ou moins réussie, le bloc ne correspondra pas au numéro d'ordre du jeu de couleurs qui nous a guidé dans notre choix, mais là n'est pas la question pour le moment. Pour de multiples raisons, malgré le soin pris pour choisir la couleur désirée, nous constaterons quelquefois, trop souvent même, que notre *inlay* terminé ne remplit pas les conditions voulues. Le bloc aura une teinte différente selon la place qu'il occupe. Ainsi, vu de face, il sera très bien, vu de profil, il sera trop foncé ; à l'essayage nous serons satisfait, une fois fixé, ce n'est plus ça. C'est que l'épaisseur du bloc, la place qu'il occupe, la transparence, la couleur du ciment employé ou rien que la présence de ce dernier, sont autant de facteurs dont il faut tenir compte.

Il faut toujours choisir la teinte lorsque les dents sont humectées par la salive et non pas si elles sont sous la digue depuis un instant. Nous estimons qu'il est bon de se fabriquer un jeu de teintes soi-même, car certaines poudres ne correspondent pas toujours exactement aux jeux de nuances. Cela peut provenir sans doute des irrégularités de préparation, mais surtout du fait de la différence des températures obtenue par les fours employés. Autrement dit, la température plus ou moins élevée que nous obtiendrons dans tel ou tel four peut occasionner ces légères variations et comme nous le verrons plus loin, les fours électriques surtout sont sujets à ces variations.

Cuisson des Inlays.

Avant de passer en revue le matériel nécessaire aux différents travaux qui nous intéressent dorénavant, nous voulons attirer l'attention sur un point capital. Toute notre petite installation et notre instrumentation de porcelainier doivent être d'une propreté méticuleuse et la manipulation des poudres, liquides, doit être entourée de soins minutieux.

Le mieux évidemment est d'avoir un établi spécial réservé au seul travail des porcelaines. Il se fait des petits établis avec couvercle à glissière, genre bureau américain qui sont très pratiques, car l'on peut, en baissant le couvercle, mettre tout à l'abri.

Sur l'établi recouvert d'une feuille de zinc, ou d'une

glace, nous avons d'abord la ou les boîtes contenant l'assortiment des poudres, pour basse et haute fusion. L'assortiment de Jenkins contient tout ce qui est indispensable aux travaux de porcelaine; en tous cas, voici à peu près le nécessaire.

Assortiment des poudres d'un usage courant. Deux ou trois moufles, ou cuillères avec manche, pour les cuissons dans le four à gaz de Jenkins (on les fait en platine et en nickel). Une douzaine de petits moufles, c'est-à-dire cupules en nickel pour les cuissons dans le four électrique.

Deux fines spatules pour les mélanges.

Une plaque de verre dépoli.

Qnelques pinceaux très fins en martre pour transporter la pâte et bâtir les contours.

Un ou deux flacons avec pipette pour l'alcool.

Une ou deux précelles.

Une bonne loupe pour vérifier la finesse des bords ou pour tout autre examen attentif.

Deux petites cloches de verre comme en ont les horlogers, ou simplement deux verres à pied, dont on a supprimé le pied, pour mettre les petits travaux à l'abri.

Une provision d'amiante en poudre.

Une réserve d'alcool absolu.

Et enfin un four, ou plusieurs.

Nous avons expérimenté une douzaine, au moins, de fours pour haute et basse fusion, fours à gaz et soufflerie, four avec cheminée d'appel, fours à benzine, à gazoline, fours électriques.

Pour les produits de haute fusion, le four électrique

est presque de rigueur, il permet d'atteindre aisément des températures presque irréalisables autrement.

Pour les porcelaines de Jenkins, on peut utiliser le four électrique, ou les fours à gaz et soufflerie ; nous préferons ces derniers qui sont plus réguliers et le coup de feu étant plus à craindre avec le four électrique.

L'ennui de certains fours électriques marchant à 110 volts, sans rhéostat, c'est la grande irrégularité de température obtenue, et qui tient à des raisons diverses. Pour l'une ou l'autre raison, l'intensité du courant est variable, cela dépend de la source ; ou bien, si vous avez une installation d'éclairage, de thermocautères, ou de moteurs, tous branchés sur la même ligne, le rendement du four sera très modifié selon le nombre d'appareils qui fonctionnent en même temps que lui. Avec un rhéostat, l'inconvénient n'existe plus, pour les porcelaines à basse fusion du moins.

Un four est facile à construire : un moufle en terre réfractaire autour duquel s'enroule un fil de platine en spires assez rapprochées et distribuées de manière à ce que leur incandescence porte le moufle lui-même et dans toutes ses parties à la température désirée. Ce moufle doit être protégé par une armature en terre réfractaire, le tout enveloppé d'une chemise en tôle, deux bornes pour l'arrivée et le départ du courant, des pieds pour l'isoler. Quelques modèles, qu'ils soient anglais ou américains, offrent le grand inconvénient de se réparer difficilement; il faut, quelquefois les renvoyer dans leur pays d'origine pour cette opération. Nous employons un four fabriqué en Allemagne d'un prix un peu plus élevé c'est vrai, une centaine de francs, mais il se démonte en quelques minutes et peut se réparer dans le même laps de temps. Le moufle autour duquel s'enroule le fil de platine est entouré d'une armature en terre réfractaire, qui est en morceaux rapportés et soutenus par des brides en cuivre ; il nous est facile donc, de réparer le fil, le changer, ou mettre un autre moufle tout prêt à la place de celui qui ne fonctionne plus. Il est désagréable au plus haut point d'être arrêté pour quelques jours dans nos opérations, parce que notre appareil doit faire le voyage de Paris, Londres ou New-York.

Un autre modèle, celui de notre confrère, M. Bardet de Genève, nous donne également les meilleurs résultats; acccompagné d'un rhéostat indépendant, il nous permet de fondre aussi bien les porcelaines demandant 700 degrés, que celles qui en réclament 1200. Mais nous répétons, que nous préférons pour les porcelaines de Jenkins, le petit modèle à gaz qui porte son nom car, à tous les points de vue, il nous donne satisfaction.

Mise en moufle de l'empreinte.

Pour pouvoir procéder à la cuisson, la matrice en or doit être mise en moufle et voici comment (nous verrons plus loin, pour les high-fusing, que l'avantage du platine est de ne pas nécessiter ce temps d'opération). On fait une pâte avec de l'amiante et de l'eau et si l'on doit cuire dans le petit four à gaz de Jenkins, on prend un des petits moufles en platine ou en nickel muni d'un manche ; si l'on se sert du four électrique on prend une des cupules en nickel qui, elle, s'introduit dans le four avec des précelles. Dans l'un ou l'autre cas on remplit la capsule avec de la pâte d'amiante de façon à ce qu'elle effleure les bords. L'empreinte est posée dans la pâte et, en tapottant doucement on la fait descendre dans l'amiante jusqu'à ce qu'on ait le sentiment qu'elle s'appuie de partout, c'est-à-dire que la pâte lui forme un lit très exact. On fait passer l'amiante un peu par-dessus les bords de la feuille pour que l'empreinte soit immobilisée. Il faut veiller à ce que l'amiante n'empiète pas sur les bords de la cavité, car, il ne faut

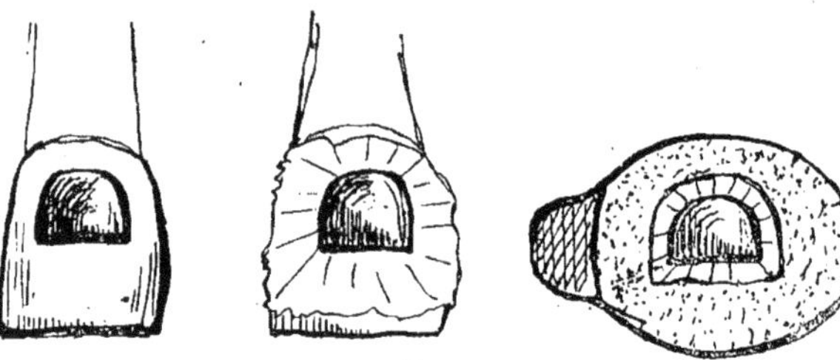

Fig. 20

pas qu'il nous cache la reproduction des contours. Pour les reconstructions, il faut laisser émerger le plus possible de la feuille d'or pour nous guider dans le travail.

Si des bavures d'amiante passent par-dessus les contours de la cavité, il suffit de les enlever avec un pinceau.

Pour les reconstructions d'angles d'incisives ou autres grandes réfections, il faudra placer l'empreinte dans son lit d'amiante, dans un plan tel, que la porcelaine en fusion n'ait pas la tendance de couler par son propre poids dans la direction opposée à celle que nous voulons lui faire prendre.

L'empreinte en moufle, il faut laisser sécher doucement et ne pas brusquer la manœuvre en faisant chauffer le moufle à la flamme ou dans le four, ce qui amènerait inévitablement des bouillonnements, boursouflures, susceptibles de déformer l'empreinte ou en tous cas de la déplacer; quand l'amiante est sec, on peut procéder à la première cuisson.

La poudre ou les mélanges de poudres correspondant à la teinte que nous avons en vue, une fois choisis, on les triture sur la plaque de verre avec quelques gouttes d'alcool absolu. La pâte un peu claire est portée avec un pinceau dans l'empreinte que l'on aura également humectée d'un peu d'alcool. On garnit la cavité jusqu'au bord en délayant de temps en temps la pâte avec de l'alcool et en humectant avec la pipette la pâte déjà en place. Ce petit travail d'humectage avec l'alcool doit se renouveler aussi souvent que l'on constatera que le mélange sur la plaque de verre ou la portion déjà en place deviennent trop secs pour être manipulés au pinceau. On passe alors le moufle dans la flamme pour brûler l'excédent d'alcool, et l'on cuit une première fois[1].

Que ce soit dans le four électrique ou dans le four à gaz, si la chaleur est bien contrôlée, nous verrons que la pâte dans notre empreinte, de blanche, devient jaune, se contracte, quitte les bords de la matrice, se fonce de plus en plus et, finalement, devient brillante. Il y a là un moment précis qu'il faut saisir : en deçà, la

[1] Quand on constatera la présence de bulles, il suffit de les crever avec une pointe très fine, et le défaut sera corrigé à la cuisson suivante

cuisson est incomplète, et il faut que chaque cuisson soit bien faite, donc ne pas réserver tous ses soins pour la dernière seulement, c'est une erreur. La porcelaine doit sortir du four, homogène, sans bulles [1], ni porosité. Au delà de ce point précis, en exagérant le temps de cuisson, la porcelaine sortira du four avec une teinte opaque, verdâtre ou jaunâtre, elle est brûlée. L'*inlay* restera blafard et n'aura pas la transparence d'une porcelaine bien réussie.

Cette première erreur se fera sentir sur les cuissons suivantes, ne l'oublions pas.

Les produits de basse fusion sont évidemment plus sujets à subir cet accident que les autres. Au début, pareil accident se renouvellera assez souvent, donc n'oublions pas que la première cuisson doit être aussi bonne que la première.

Le moufle une fois refroidi (on peut hâter ce refroidissement en faisant baigner le fond de la cupule dans de l'eau froide); on recommence l'opération précédente, on remet de la pâte après avoir humecté avec de l'alcool la première couche déjà cuite et, avec le pinceau, petit à petit on ajoute et on reconstruit. La pâte subissant une assez forte contraction par le fait de cuisson, il faut mettre au four plusieurs fois. Quelques *inlays* demandent jusqu'à cinq et six cuissons. Quand nous avons le sentiment qu'une dernière cuisson sera suffisante pour terminer notre opération et que notre

[1] Cette petite opération est indispensable, on s'exposerait en l'omettant et en introduisant dans le four incandescent la capsule avec l'amiante saturé d'alcool à provoquer une petite explosion qui déplacerait la pâte que l'on vient de mettre en place.

petit bloc est bien prêt de représenter exactement la perte de substance que nous voulons remplacer, il faudra redoubler d'attention en mettant la pâte. Surveillez bien les bords, les contours, pour que l'émail arrive juste à la limite et ne passe pas par-dessus l'arrête qui nous indique les limites de la cavité. Il faut que ce bord soit d'un bout à l'autre franchement délimité, la pâte doit en épouser exactement le contour et, pour cela, on prend avec le pinceau de la pâte un peu plus délayée que précédemment et, avec le pinceau, on pousse doucement en allant du centre à la périphérie de façon à ce que la porcelaine s'arrête juste au rebord et ne passe pas par-dessus; on arrivera ainsi à dessiner très franchement les contours de l'*inlay*. Si quelques bavures passent par dessus la limite, on pourra les chasser avec le pinceau ; mais il faut obtenir que le contour de l'*inlay* terminé vienne se marier exactement avec le rebord d'émail de la dent. L'*inlay* ne doit pas être retouché à la meule. Cette netteté dans les contours doit être si parfaite, qu'une fois en place, on ne doit même pas apercevoir le liséré de ciment. Quand la porcelaine présente, au lieu d'un bord franc, comme taillé au rasoir, au contraire, un contour indécis avec des bavures si petites soient-elles, ces bavures lorsqu'on met le bloc en place, ou bien s'interposent et empêchent l'ajustage parfait, ou bien se brisent et le joint est médiocre.

Le bloc doit sortir de cette dernière épreuve avec une surface franchement brillante. Si la chaleur a été insuffisante l'*inlay* qui, à première vue semble bien cuit, présente au contraire une surface terne, biscuitée, dépourvue de transparence, et nous répétons que si la chaleur a été exagérée, l'*inlay* sera brûlé, laiteux, blafard, sans teinte.

On laisse refroidir, on dégage matrice et porcelaine de l'amiante, le tout est mis dans l'eau froide, ce qui facilitera la petite manœuvre destinée à séparer le bloc de l'empreinte, et ceci s'effectue en saisissant un coin de la feuille d'or avec les doigts ou avec une précelle et en opérant comme si l'on voulait peler une orange ; s'il reste des particules d'or collées au bloc, on les séparera avec une petite fraise ronde actionnée par le tour.

Si ce résultat ne peut pas être obtenu sans risquer de détériorer ou ébrécher les bords, contours de la porcelaine, il vaut mieux plonger le tout dans un bain d'eau régale et faire bouillir une ou deux minutes.

Nous voici donc avec la porcelaine en mains. Il faut l'essayer, voir si elle remplit bien son but au point de vue forme, couleur, parfaite adaptation aux parois. Par suite de crevaisons de l'empreinte, nous pourrons avoir un petit excès de porcelaine intéressant le fond de la cavité et qui empêche l'*inlay* de se mettre exactement à sa place ; un petit coup de meule fera l'affaire. Les contours, eux, ne doivent pas être retouchés et l'*inlay* doit être essayé avant de mettre la digue.

Dans quelques cas rares, la forme seule de l'*inlay* offrira des points d'attache suffisants pour que le ciment adhère suffisamment, mais c'est rare. Quelques opérateurs se contentent de dépolir un peu l'envers du bloc soit à la meule, soit par le procédé de l'acide fluorhydrique. C'est bien, mais il y a mieux.

L'addition de pivots ou crampons de platine est,

selon nous, une cause d'affaiblissement du bloc et nous y avons complètement renoncé. Notre confrère Boesch, de Genève, est l'inventeur d'un procédé fort original, ingénieux, nous l'avouons, et l'on peut trouver son petit outillage avec manière de s'en servir chez les fournisseurs dentaires. Pour notre compte personnel, nous préférons chercher dans le bloc lui-même des points de rétention pour le ciment, et cela soit par la forme initiale qu'on lui donne en préparant la cavité, soit par les rugosités, rainures que nous lui donnons après coup[1].

Le procédé le plus simple, c'est de tailler la partie destinée à être prise dans le ciment en bouton de manchette et, pour cela, nous avons recours aux disques en vulcarbo ou aux disques en acier diamanté. Avec un peu de doigté il sera possible de tailler dans ce sens les *inlays* même peu volumineux (fig. 21).

Les disques en acier diamanté ont un gros inconvénient, c'est qu'ils sont très coûteux et leur durée est très éphémère. Nous avons la ressource, une fois qu'ils sont hors d'usage, ce qui a lieu généralement à la deuxième séance, de les employer encore longtemps en les trempant de temps en temps, pour leur donner du mordant, dans une pâte composée de poudre de

[1] Nous avouons avec plaisir que le procédé de Boesch, si ingénieux, est beaucoup moins difficile dans son application qu'il ne semble à première vue, et si nous ne comprenons pas la nécessité de munir toutes les porcelaines de cet ancrage sous forme de bouton de platine il n'est pas douteux que beaucoup d'inlays se refusant à être taillés à la meulette, pourront être maintenus très efficacement en place en usant de ce procédé.

carborendum et d'eau. Cette petite manœuvre que nous répétons aussi souvent que la meulette en a

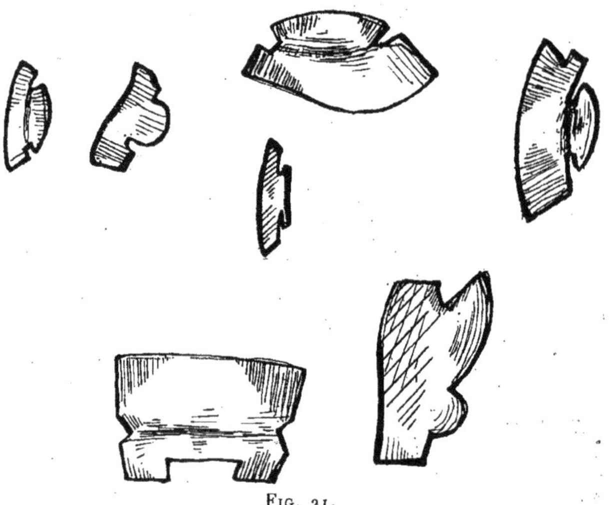

Fig. 21.

besoin a cependant l'inconvénient de salir la porcelaine et nous empêche de contrôler la meule, car il faut éviter de s'égarer sur les bords. Nous préférons les disques en vulcarbo et surtout une série qui se fabrique en Allemagne, dont les grandeurs et épaisseurs assorties se prêtent à tous nos travaux. Ces disques se montent sur des mandrins, exactement comme les disques en papier émeri[1].

[1] Dans le numéro du mois de mai du *Laboratoire*, nous trouvons la description d'un procédé original de Platchick, qui consiste à souder une petite bague en demi-jonc sur la feuille destinée à prendre l'empreinte ; cette bague se trouvera après la cuisson prise dans la porcelaine et il ne reste qu'à la dissoudre dans l'eau régale pour avoir une rainure circulaire qui retiendra très efficacement le ciment.

Pour les grandes reconstructions où nous avons dû préparer une cavité de dépouille, voici ce que nous faisons et nous ne croyons pas que le procédé soit connu. Pour l'appliquer, il est utile que la cavité soit profonde.

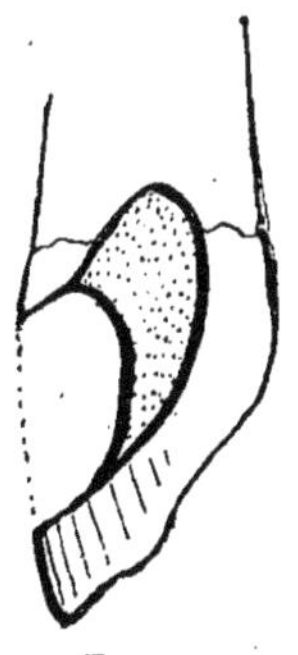

Fig. 22.

Une fois l'empreinte en moufle, comme indiqué ci-dessous, nous perçons dans le fond de l'empreinte, la feuille d'or, en un ou deux points déterminés et nous préparons une cavité dans l'amiante. Dans cette cavité nous estampons un petit morceau de feuille d'or qui vient se raccorder à notre empreinte. Par ce procédé, nous obtenons un ou deux prolongements sous forme de verrues, que nous retrouverons une fois l'*inlay* terminé.

Ces deux verrues pourront être taillées en bouton de manchette sans risque d'affaiblir le bloc. Nous

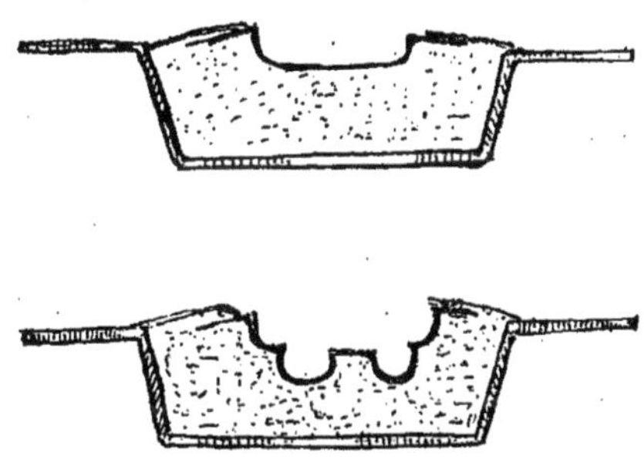

Fig. 23.

n'avons guère besoin de dire que la préparation de ces cavités dans l'amiante du moufle doit être faite avec toute la délicatesse voulue pour ne pas déformer l'empreinte. Le bloc terminé se présentera comme suit (fig. 24) :

Ce procédé offre un ancrage puissant qui n'a pas l'inconvénient des pivots de platine. Nous croyons, du reste, que l'on est de plus en plus d'accord pour admettre qu'il faut chercher dans le bloc lui-même les points d'attache mais il est souvent difficile, pour ne pas dire impossible, de prendre une empreinte des cavités réalisant la profondeur voulue et nous croyons avoir tourné la difficulté par le petit artifice décrit ci-dessus. Donc, préparation de la cavité de dépouille d'abord, ce qui sera facile si la pulpe est dévitalisée et la racine ou les racines traitées et, une fois l'empreinte en moufle, prolonger la cavité à travers la feuille d'or, dans l'amiante. Les deux ou trois figures ci-après nous feront comprendre.

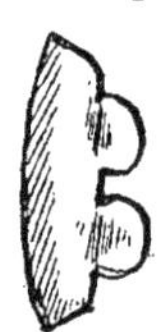

Fig. 24.

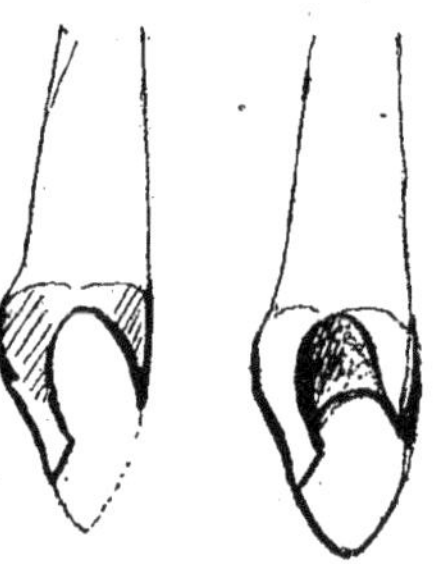

Fig. 25.

Il ne reste plus maintenant qu'à fixer l'*inlay*. N'oublions pas de faire quelques points de rétention dans la cavité même, pour faciliter l'adhérence du ciment. La mise en place de la digue est absolument de rigueur ;

dans les cas exceptionnels, où l'on ne pourra pas le faire, il faut obtenir par un autre procédé une sécheresse absolue de la cavité et de son voisinage pendant dix minutes au moins. Si la cavité destinée à recevoir l'*inlay* est interstitielle, rendons-nous compte si le bloc se met facilement en place. Bien souvent, il n'y a qu'une voie d'accès à la cavité, soit par la partie postérieure, soit de côté , toute autre direction nous est défendue, car en insistant dans la mauvaise voie, nous risquons de bloquer l'*inlay* entre deux dents, ne pouvant ni l'engager davantage. ni le ressortir, malgré l'écartement obtenu au préalable. Nous attirons l'attention sur ce détail, car nous en avons souffert plusieurs fois. Quand le fait se produit à l'essayage du bloc, on risque de détériorer. seulement les contours de l'*inlay* et c'est déjà suffisant, mais quand l'erreur se commet au moment de cimenter l'*inlay*, lorsque tout est prêt, c'est-à-dire la cavité garnie de ciment, si l'on ne parvient pas à mettre l'*inlay* de suite à sa place, si l'on se trompe enfin sur le sens dans lequel la porcelaine peut se glisser dans la cavité, pour peu que le ciment prenne un peu rapidement, ce qui est généralement le cas, on se trouvera immédiatement arrêté, et tout est à refaire, préparation de la cavité, empreinte, etc..., vous voyez que cela mérite réflexion. Nous mettons en garde également contre l'envie que l'on pourrait avoir de placer en même temps deux *inlays* se faisant face dans des incisives par exemple. Il faut mettre chaque *inlay* séparément ; quand la prise de ciment est effectuée, on passe au second. Le fait de vouloir gagner un peu de temps en voulant placer les deux porcelaines en même temps est une très mauvaise spéculation qui nous oblige presque toujours à recommencer. La couleur du ciment à employer est chose importante. De toutes façons, le ciment a le gros inconvénient de rendre la porcelaine opaque, et ce défaut subsistera jusqu'à ce que nous soyons en possession d'un ciment transparent. La teinte du ciment joue un rôle; quand, à l'essai, un *inlay* semble un peu trop clair, choisissons un ciment qui le fonce, et *vice versa*.

Mise en place.

On prépare sur la tablette tout ce qu'il faut pour ce temps d'opération :

L'*inlay* sera séché comme suit : le débarrasser, en le lavant, de toute matière étrangère, et ceci s'obtient avec la poire à eau; on le trempe ensuite dans l'alcool, on l'essuie avec un linge fin et on le passe avec précaution dans la flamme. Poudre et liquide, pour le ciment, sur une plaque de verre, spatule en corne, deux spatules pour porter le ciment dans la cavité, un morceau de bois d'Ickory taillé en biseau et deux ou trois morceaux de fil de soie, de celui qui sert à retenir la digue. On prépare le ciment (celui qui nous donne des résultats réguliers, c'est le « Harward » à prise rapide, spécialement préparé pour les porcelaines), on le malaxe jusqu'à consistance de crème épaisse [1], puis on pose

[1] Ce n'est qu'au bout de quelques expériences que l'on arrive à donner au ciment la consistance voulue — trop clair il prend lentement et trop épais, il prend si vite que l'on a à peine le temps de mettre l'inlay en place.

l'*inlay* dans le ciment et on le manœuvre de façon à garnir complètement toutes les parties où il doit adhérer, sans oublier les rainures, puis avec une spatule on garnit la cavité de la dent elle-même en tapissant les parois. Veiller à ce moment si vous avez deux *inlays* se faisant vis-à-vis, à placer dans la même séance, à ne pas égarer de la pâte du ciment dans la cavité voisine ou sur les bords, vous seriez obligé plus tard d'enlever ce ciment devenu dur, au risque de détruire la finesse des bords — cette recommandation semble banale, nous vous assurons qu'elle a sa raison d'être et nous demandons pardon au lecteur d'insister parfois sur ces détails, mais nous écrivons pour ceux qui ne savent pas — et pour leur éviter des ennuis dont nous avons souffert nous-même.

Ainsi pour certaines cavités interstitielles se faisant vis-à-vis, dans des incisives, par exemple, il n'est pas indifférent de placer tel ou tel *inlay* le premier. Il est possible que par hasard, en les essayant, on les aura mis dans l'ordre nous permettant de les glisser à leur place respective, mais l'on sera fort surpris lorsqu'arrivé au dernier temps de l'opération, après avoir cimenté un des *inlays*, le second ne pourra être introduit. Dans ce cas, nous avons encore la ressource d'écarter davantage les dents si c'est possible, mais il vaut mieux à tous les points de vue se rappeler dans quel ordre ils doivent être mis en place.

Donc on glisse l'*inlay* dans sa cavité en pressant doucement, soit avec la précelle ou en s'aidant du morceau de bois taillé en biseau, puis on vérifie si le joint est exact, si l'adaptation est parfaite. Le ciment en excédent s'échappe, on l'enlève, on vérifie si tout va bien devant, derrière, et on le maintient en place pendant quelques minutes[1]. Un bon moyen de retenir le bloc à sa place, surtout dans les incisives, canines, c'est de prendre un fil de soie que l'on tend avec les deux mains et que l'on appuie sur l'*inlay*.

En glissant et appuyant sur la face de l'*inlay*, non seulement on le fixe à sa place, mais on enlève en passant les bavures de ciment et on se rend compte de la perfection de l'ajustage du joint.

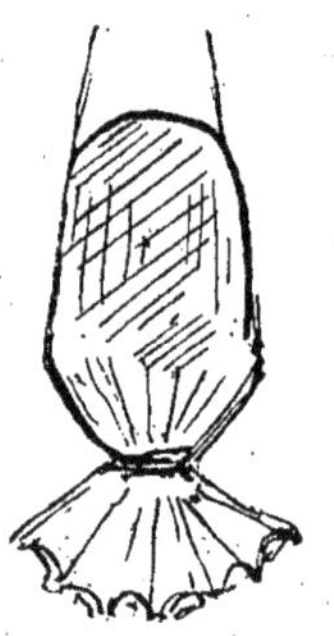

Fig. 26.

Après avoir maintenu l'*inlay* en place pendant quelques minutes, on l'abandonne jusqu'à prise complète du ciment, c'est-à-dire dix ou quinze minutes. Pour ne pas fatiguer inutilement le patient avec la digue, il suffit de la couper toujours maintenue par sa ligature ou le clamps, et cela à 2 ou 3 centimètres du collet de la dent ; on rabat le tout de façon à faire capuchon, et on attache avec un fil.

Cette petite installation sera très facilement supportée pendant le quart d'heure nécessaire à la prise du ciment.

[1] Il est bon de n'employer que juste la quantité de ciment nécessaire, de façon à pouvoir contrôler l'exacte adaptation de la porcelaine. Nous ferons encore la recommandation suivante : c'est que lorsque le bloc est en place bien correctement il faut l'y maintenir en appuyant dans une direction et ne pas changer ; en agissant différemment, on risque de déplacer la porcelaine, et le ciment prenant très vite, on ne pourrait pas la remettre à sa place.

Lorsque le temps voulu s'est écoulé, il ne reste qu'à enlever la digue et c'est terminé. Si l'opération a été bien conduite, il n'y a que quelques petites bavures de ciment à enlever sur les bords; le petit liséré de ciment qui se fait voir au joint ne tarde pas à disparaître au bout de quelques jours. Il faut éviter autant que possible de toucher à la meule les parties visibles de l'*inlay*, car il ne faut pas lui enlever le poli, le brillant qui fait sa beauté, les parties dépolies perdant par la suite légèrement leur jolie teinte primitive.

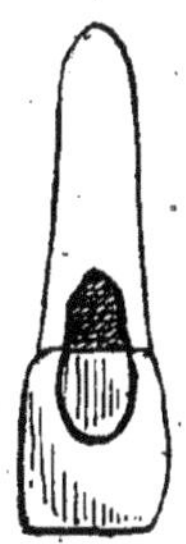

Fig. 27.

Si l'articulation est gênée, si la dent antagoniste vient porter sur le bloc, nous corrigerons le défaut évidemment par un coup de meulette. Si le joint de la porcelaine avec les bords d'émail n'est pas aussi exact qu'il devrait l'être, il faudra réparer l'erreur par la meule, mais c'est une manœuvre qu'il faut éviter, et, dans ce cas, il n'y a qu'à polir très soigneusement avec des pierres d'Arkansas.

Pour les grandes cavités du collet, passant sous la gencive ou dans des dents déchaussées, on pourra établir des *inlays* mixtes, c'est-à-dire que la partie touchant la gencive et s'y prolongeant sera faite avec de la pâte rose.

PORCELAINES A HAUTE FUSION OU HIGH-FUSING

Les produits de S. S. White, Whiteleys, Brewsters, Parkers, Consolidated, Ash, fondant à des températures variant de 980 à 1200 degrés, sont dénommés porcelaines à haute fusion, et cela en opposition au Low-fusing de Jenkins, par exemple, et qui fondent entre 750 et 800 degrés. Ces porcelaines demandent. pour être fondues, la matrice en platine.

L'engouement attaché aux produits de basse fusion, il y a quelques années, quand ces derniers laissaient encore bien à désirer tenait en grande partie à ce qu'ils permettaient l'emploi de la feuille d'or, ce qui était à cette époque le seul moyen d'avoir une empreinte fidèle, le platine destiné alors à cet usage ne se prêtait que très mal à cette opération, vu son peu de malléabilité. Actuellement, nous trouvons du platine en feuille qui n'a plus cet inconvénient : convenablement recuit et de l'épaisseur voulue, quoique un peu plus difficile à manier que l'or, il permet d'obtenir des empreintes très exactes. Le platine doit avoir l'épaisseur de 10 à 25 millièmes de millimètre. L'opération du recuit doit être faite comme suit : non pas à la flamme, mais dans le four électrique. Le platine doit séjourner dans le four huit ou dix minutes à une température suffisante, on le laisse ensuite refroidir dans le four lentement. A ces conditions, il acquiert la souplesse nécessaire, la malléabilité indispensable pour l'usage que nous lui réservons.

On procédera comme avec la feuille d'or ; si l'accès de la cavité le permet, pour des reconstructions un peu étendues, on prendra d'abord une empreinte de la cavité, avec de la gomme laque, et l'on estampera sur cette empreinte un embryon de matrice en platine. Il ne reste qu'à mettre cette matrice à sa place et terminer en brunissant soigneusement les bords. La feuille de platine demandant plus d'efforts pour être appliquée exactement aux contours, que la feuille d'or, on peut utiliser le moyen suivant que nous tenons de M. Paul Guye, à Genève. Il consiste en un jeu de brunissoirs dont l'extrémité est recouverte de caoutchouc ; il devient plus aisé donc d'appliquer et de fouler la feuille dans toutes les directions.

La matrice en platine offre plusieurs avantages. Pour aller au four, on n'a pas besoin de mettre en moufle dans l'amiante, on la met directement dans le four ; après une première cuisson, on peut remettre l'empreinte en place dans la cavité, vérifier les bords, les contours, brunir à nouveau. Pour les reconstructions surtout, on se rend compte de temps en temps quand on a le patient sous la main, de l'état du travail.

Cuisson. — Fours.

Les meilleurs résultats, les plus réguliers, sont communément obtenus avec les fours électriques. Il s'en fabrique de tous genres ; celui de Hammond est certainement excellent, mais coûteux ; il s'en fait d'autres un peu partout et plus avantageux.

Le contrôle de la température à atteindre pour la

fusion de certaines porcelaines est possible par le simple examen à l'œil, garanti par un verre fumé, mais il faut une certaine expérience. On a essayé d'autres moyens pour contrôler ces hautes températures, par exemple avec des soudures fondant à une température plus ou moins élevée. On emploie actuellement un pyromètre d'invention américaine, très sensible, et qui donne de bons résultats. La question est en voie de solution, il n'y a pas de doute.

Comme pour les « low-fusing », chaque cuisson doit être faite comme si c'était la dernière, sinon nous sommes menacés de retraits, de parties poreuses.

En résumé, la cuisson de ces produits doit être entourée des mêmes soins que celle des porcelaines Jenkins, mais elle est un peu plus difficile, plus longue. Nous conseillons de donner la préférence à cette méthode pour tous les travaux demandant une résistance spéciale, tels que reconstructions très importantes, et surtout pour la confection des couronnes entières, que nous obtenons à l'aide d'une dent artificielle, d'un pivot de platine et d'une bague du même métal; nons ne parlons de cette application que pour mémoire car, en prothèse, les porcelaines à haute fusion ont un emploi des plus intéressants, mais cela sort de notre cadre d'études.

CONCLUSION

Par ce que nous venons d'exposer, nous pouvons déduire que l'on ne doit pas considérer l'emploi des *inlays* comme universel. Ils doivent être réservés pour des cas choisis, pour les cavités où une aurification serait discutable au point de vue esthétique et pour toutes les cavités qui, pour une raison ou une autre, ne sont pas indiquées pour être traitées à l'amalgame ou à l'or. Nous répéterons volontiers que la préparation des cavités se fera, d'après des lois sévères, que nous avons conseillées, donc avec un soin tout spécial. Les bords, contours devront être irréprochables, nets et solides. Ne pas craindre d'employer la loupe pour le contrôle de cette opération ; les obturations en porcelaine ne supportent pas l'à-peu près, il leur faut la perfection.

Les détracteurs du système ou les hésitants, car il y en a, ne doivent pas se faire un jugement par les insuccès qu'ils auront constatés ou dont ils auraient entendu parler car, qu'ils le veuillent ou non, c'est dans cet ordre d'idées que nous sommes appelés à récolter, dans les années futures, la plus grande somme de contentement. Incontestablement, le champ de la méthode d'obturation par les *inlays* est largement ouvert à toutes les espérances, il faut y travailler sans relâche, car le succès est au bout.

Et nous aurions tort de nous laisser influencer ou arrêter dans ces espérances, par les insuccès que nous avons constatés dans notre propre cabinet ou dans le travail de nos confrères. Dans quel département de notre profession pouvons-nous nous vanter de ne pas avoir connu les désillusions ! Pour quelques *inlays* défectueux, de couleur médiocre, ou qui n'auront séjourné que quelques jours à leur place, demandons-nous d'abord si tout le soin voulu, si une technique suffisante ont été apportés au travail incriminé ; demandons-nous si l'auteur du délit, quoique habile et consciencieux, ne s'est pas laissé entraîner à faire trop vite ! Gardons-nous donc bien de dire, cela ne vaut rien, cela ne tient pas; nous avons certainement comme d'autres fait des mécontents, mais nous connaissons aussi des centaines d'*inlays*, placés par nous ou par des confrères, *inlays* qui ont trois et quatre ans de date, et nous pouvons affirmer que, pendant ce laps de temps au moins, aucun autre procédé n'aurait fait aussi bien.

Il faut aussi que nous fassions le nécessaire pour faire partager à nos patients cette manière de voir, leur faire comprendre que ces travaux si intéressants et ces résultats réjouissants n'ont rien de commun avec le procédé banal, par exemple appelé cimentage, et que ces résultats ne peuvent s'obtenir sans que notre temps, notre patience, notre sens artistique et une certaine expérience ne soient sérieusement mis à l'épreuve et que finalement « time is money ».

Lyon, 1er mai 1905.

TABLE DES MATIÈRES

Lyon. — Imp. A. REY, 4, rue Gentil. — 39214

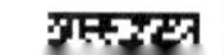
www.ingramcontent.com/pod-product-compliance
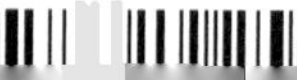